Medizintechnik in Krankenhaus und Praxis 2

Medizintechnik in Krankenhaus und Praxis 2
herausgegeben von
Bernhard Motzkus und Manfred Wolf

Fahrbare Röntgen-Aufnahmegeräte

von
Rolf A. Krause, Ingrid Maßwig und Manfred Wolf

Walter de Gruyter
Berlin · New York 1984

Rolf A. Krause, Med. Physiker
Abteilung Medizinische Physik
Rudolf-Virchow-Krankenhaus
Augustenburger Platz 1
1000 Berlin 65

Dipl.-Ing. Ingrid Maßwig
Dipl.-Ing. Manfred Wolf
GSD Gesellschaft für Systemforschung und Dienstleistungen
im Gesundheitswesen mbH
Facheinheit Technisches Krankenhausservice- und Beratungsinstitut (TKB)
Augustenburger Platz 1
1000 Berlin 65

Die GSD ist eine gemeinnützige Eigengesellschaft des Landes Berlin.
Aufsichtsratvorsitzender: SenDir a.D. Gerhard Naulin
Geschäftsführer: Dipl.-Kfm. Hansjürgen Meyer

Redaktion der Schriftenreihe: M. Bark, H. Sievers, U. Silz, M. Wolf
Grafiken und Layout: S. Grunenberg, M. Ley, L.-O. Walter

Wir bedanken uns für die fachliche Beratung, Unterstützung und Mitarbeit von Prof. Dr. med. R. Felix (Ärztlicher Direktor der Radiologischen Klinik, Klinikum Charlottenburg, Berlin), Prof. Dr.-Ing. D. Frost (Leiter der Abt. Medizinische Physik, Rudolf-Virchow-Krankenhaus, Berlin), Dipl.-Phys. G. Golde (Strahlenklinik, Klinikum Charlottenburg, Berlin), Betriebswirt grad. R. Kewitz (Leiter des Referats Einkauf, Rudolf-Virchow-Krankenhaus, Berlin), Dr. med. U. Machinek (Chefarzt der Anästhesie und ärztlicher Leiter, Humboldt-Krankenhaus, Berlin), Dr. med. J. Scheer (Abt. Röntgen, Ev. Waldkrankenhaus Spandau, Berlin), Dr. med. R. Schmiedel (Senator für Gesundheit, Soziales und Familie, Berlin), H.-D. Wirth (Abt. Röntgen, Ev. Waldkrankenhaus Spandau, Berlin)

CIP-Kurztitelaufnahme der Deutschen Bibliothek

Krause, Rolf A.:
Fahrbare Röntgen-Aufnahmegeräte / von Rolf A. Krause, Ingrid Masswig u. Manfred Wolf. – Berlin ; New York : de Gruyter, 1984.

(Medizintechnik in Krankenhaus und Praxis ; 2)
ISBN 3-11-010246-3

NE: Masswig, Ingrid:; Wolf, Manfred:; GT

Satz: Fotosatz Gleißberg & Wittstock, Berlin
Druck: Karl Gerike GmbH, Berlin
Bindung: D. Mikolai, Berlin
Umschlaggestaltung: R. Hübler/L.-O. Walter, Berlin

Vorwort

Der vorliegende Band der Schriftenreihe "Medizintechnik in Krankenhaus und Praxis" bietet eine vergleichende Übersicht der auf dem deutschen Markt angebotenen fahrbaren Röntgen-Aufnahmegeräte für den dezentralen Einsatz, d. h. den Einsatz außerhalb der Betriebsstelle Röntgendiagnostik auf Intensivstationen, in Operationssälen, der Pädiatrie usw.

Das Marktangebot an fahrbaren Röntgen-Aufnahmegeräten ist begrenzt: 19 universell einsetzbare Geräte und ein Spezialgerät für die Urologie. Es zwingt jedoch zu einer Unterscheidung nach Leistungsfähigkeit und Mobilität der Geräte. Als universell einsetzbar werden 8 Geräte mit herkömmlicher Ein- bzw. Zweipuls-Generatortechnik angeboten, die aufgrund ihres geringen Gewichts leicht zu rangieren sind und trotz ihrer geringen Leistungsfähigkeit (maximal 2 kW) am häufigsten verwendet werden. 11 Geräte bieten eine höhere Leistung, weisen jedoch ein erhebliches Gesamtgewicht auf, sind daher schwerer zu rangieren und größtenteils motorisiert.

Die in dieser Veröffentlichung vorgestellten Einsatzanforderungen, technisch-physikalischen Kenndaten und Wirtschaftlichkeitsaspekte sowie die Hinweise zum Strahlenschutz, zum sicheren Einsatz der Geräte und ein Inspektionskonzept wurden auf der Grundlage eines in den letzten Jahren dank der Förderung des Bundesministers für Forschung und Technologie erfolgreich erprobten interdisziplinären Arbeitskonzeptes gemeinsam von Ärzten verschiedener Fachrichtungen, Physikern, Ingenieuren, Kaufleuten und Krankenhausfachleuten entwikkelt. Die systematische Darstellung entscheidungsrelevanter Zusammenhänge auf der Grundlage eines im interdisziplinären Dialog entwickelten einheitlichen Profils von technisch-physikalischen Kennwerten (Standard-Produktinformation) erleichtert jedem Krankenhaus eine zweckmäßige und wirtschaftliche Auswahl fahrbarer Röntgen-Aufnahmegeräte.

Der vorliegende Band ist bereits die zweite Veröffentlichung seit der Integration des tkb als "Facheinheit Technisches Krankenhausservice- und Beratungsinstitut" in die GSD Gesellschaft für Systemforschung und Dienstleistungen im Gesundheitswesen mbH, eine gemeinnützige Eigengesellschaft des Landes Berlin.

Als zweiter Band einer Reihe vergleichbarer Marktübersichten knüpft er an die Veröffentlichung über fahrbare und fest installierte (chirurgische) Röntgen-Durchleuchtungsgeräte in der bisher im Carl Heymanns Verlag erschienenen, nunmehr auslaufenden Schriftenreihe "Medizintechnik im Krankenhaus" an (vgl. Anhang III). Ein Bericht über die bei stationären Röntgen-Arbeitsplätzen einsetzbaren Strahler und Generatoren, sowie ein Band zur Entscheidungshilfe bei der Ausstattungsplanung von Röntgenabteilungen werden derzeit erarbeitet.

Wie groß der Bedarf an Entscheidungshilfen für eine zweckmäßige und wirtschaftliche Auswahl medizintechnischer Geräte ist, wurde durch eine vom Bundesminister für Arbeit und Sozialordnung finanzierte Umfrage im Herbst 1983 nachdrücklich belegt. Die breite Zustimmung zum gewählten arbeitsmethodischen Ansatz und zum Konzept der Schriftenreihe hat uns bestärkt, den eingeschlagenen Weg fortzusetzen, indem weitere Systemvergleiche veröffentlicht und vorhandene aktualisiert werden.

Einem vielfach vorgetragenen Wunsch entsprechend, haben wir das Kapitel der Marktübersichten um Einzelbeschreibungen mit Abbildungen der Geräte erweitert, sofern uns von den Herstellern bzw. ihren deutschen Vertriebsfirmen geeignetes Bildmaterial zur Verfügung gestellt wurde.

Die Geräte- und Systemvergleiche, nunmehr mit Unterstützung des Verlages Walter de Gruyter in der Schriftenreihe "Medizintechnik in Krankenhaus und Praxis" veröffentlicht, sollen in erster Linie eine Hilfe für Investitionsentscheidungen im Krankenhaus sein. Die Schriftenreihe kann diese Entscheidungen aber weder standardisieren noch ersetzen, da in jedem Fall die Besonderheiten der jeweiligen Einsatzsituation berücksichtigt werden müssen, sie soll vielmehr einen Dialog zwischen allen am Entscheidungsprozeß Beteiligten ermöglichen.

Darüber hinaus ist die Veröffentlichung von Geräte- und Systemvergleichen bei bestimmten Gerätegruppen auch für die niedergelassenen Ärzte von Interesse, da die Darstellung von ärztlichen Anforderungsprofilen, medizintechnischen Kenndaten und Wirtschaftlichkeitsaspekten eine Marktübersicht bietet, die zufriedenstellende Ergebnisse beim Kauf medizintechnischer Geräte gewährleistet.

Um laufende Änderungen des Marktangebots und Erfahrungen der klinischen Routine zu berücksichtigen, bedarf es einer ständigen Aktualisierung und Fortschreibung der Schriftenreihe; eine aktualisierte Neuauflage der Berichte ist also zu gegebener Zeit erforderlich. Daher sind wir dankbar, wenn wir in unserer Arbeit durch Ergänzungen und Anregungen unterstützt und von den Herstellern rechtzeitig über neue Angebote auf dem Sektor der Medizintechnik informiert werden. Das Formblatt in Anhang IV bietet außerdem die Möglichkeit, aktualisierte Marktinformationen zum Geräteangebot der Medizintechnik einzuholen und Informationswünsche mitzuteilen, die je nach Art und Umfang vom tkb bearbeitet werden.

Berlin, Juni 1984

Die Herausgeber

Inhaltsübersicht

1
Einsatz und Aufbau

Der vorliegende Band bietet eine Marktübersicht über fahrbare Röntgen-Aufnahmegeräte.

Fahrbare Röntgen-Aufnahmegeräte können aufgrund ihrer Mobilität eine wertvolle Ergänzung zu den fest installierten Einrichtungen der Röntgenabteilung sein; sie werden zumeist dort eingesetzt, wo es gefährlich, schwierig oder unmöglich ist, den Patienten zur Untersuchung in die Röntgenabteilung zu bringen. Der behandelnde Arzt muß stets sorgfältig zwischen seinen Ansprüchen an die Aufnahmequalität des Röntgenbildes für den jeweiligen diagnostischen Zweck und dem möglichen Transportrisiko für den Patienten abwägen, so daß in jedem Fall zu prüfen ist, ob der erhöhte Informationswert besserer Röntgenaufnahmen den Transport zu den fest installierten Systemen rechtfertigt. Die fahrbaren Aufnahmegeräte werden demnach hauptsächlich in folgenden Bereichen eingesetzt:

- Intensivmedizin
- Operationssaal
- Unfall-/Notfallstation
- Isolierstation
- Pädiatrie

Bei aller Verschiedenheit zu den fest installierten Systemen arbeiten auch die fahrbaren Geräte nach demselben Prinzip der Bilderzeugung (Abb. 1.1):

Die vom Strahler des Röntgen-Diagnostikapparates ausgehenden Röntgenstrahlen werden in Abhängigkeit von den verschiedenen atomaren Strukturen der durchleuchteten Substanz des menschlichen Körpers und ihrer jeweiligen Dichte unterschiedlich stark absorbiert; das entstehende Röntgen-Schattenbild wird vom Bildempfänger des Röntgensystems schließlich in ein für das menschliche Auge sichtbares Bild umgewandelt.

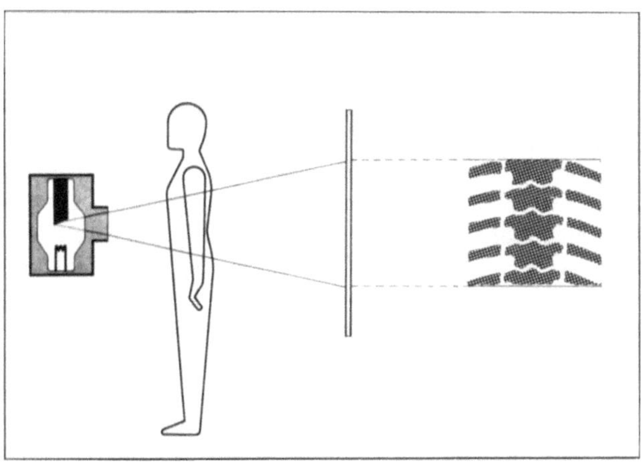

Abb. 1.1 Grundprinzip der Bilderzeugung durch Röntgenstrahlen

Je nach Art der Bilderzeugung sind grundsätzlich zwei Kategorien von Röntgeneinrichtungen zu unterscheiden: Röntgen-Durchleuchtungs-[1] und Röntgenaufnahmesysteme.

Röntgenaufnahmesysteme machen sich den fotografischen Effekt spezieller Filmemulsionen zunutze, die zwischen Lumineszenz-Verstärkerfolien mit Röntgenstrahlen belichtet werden. Je stärker die Strahlung geschwächt wird, desto weniger wird der Film belichtet. Stark geschwächte Strahlen werden auf Negativfilmen als helle Flächen sichtbar (z. B. Knochen), weniger absorbierte als dunkle (z. B. Weichteilgewebe).

Um eine möglichst geringe Strahlenbelastung des Patienten sicherzustellen, dürfen nur noch Röntgenfilme mit Verstärkerfolien verwendet werden, wobei die Folien auf der Basis von seltenen Erden wegen ihrer größeren Empfindlichkeit zu bevorzugen sind.

Die Qualität einer Röntgenaufnahme ist aber nicht allein von der des Film-Folien-Systems, sondern von jeder Komponente der Aufnahmekette abhängig (Abb. 1.2):

- Aufnahmegerät
- Film-Folien-System
- Filmentwicklung
- Betrachtungskasten

Beispielsweise können schlecht entwickelte Röntgenfilme ebenso wie unzureichend beleuchtete Betrachtungskästen den Diagnosewert einer Röntgenaufnahme erheblich mindern.

Da Röntgenstrahler und Kassette mit der Film-Folien-Kombination bei fahrbaren Aufnahmegeräten nicht mechanisch gekoppelt sind, ist die Einstellung der Einstrahlrichtung auf den zu diagnostizierenden Bereich des oft unbeweglichen Patienten viel schwieriger als bei fest installierten Systemen. Da fahrbare Röntgen-Aufnahmegeräte zudem nicht über eine Belichtungsautomatik verfügen, kommt der Erfahrung des Personals zur Einstellung der benötigten Aufnahmeposition und -parameter besondere Bedeutung zu.

1 vgl. dazu z. B.: Medizintechnik im Krankenhaus, Bd. 8, Fahrbare und fest installierte (chirurgische) Röntgen-Durchleuchtungsgeräte, Hg. Motzkus, B., Wolf, M., Köln/Berlin, 1983

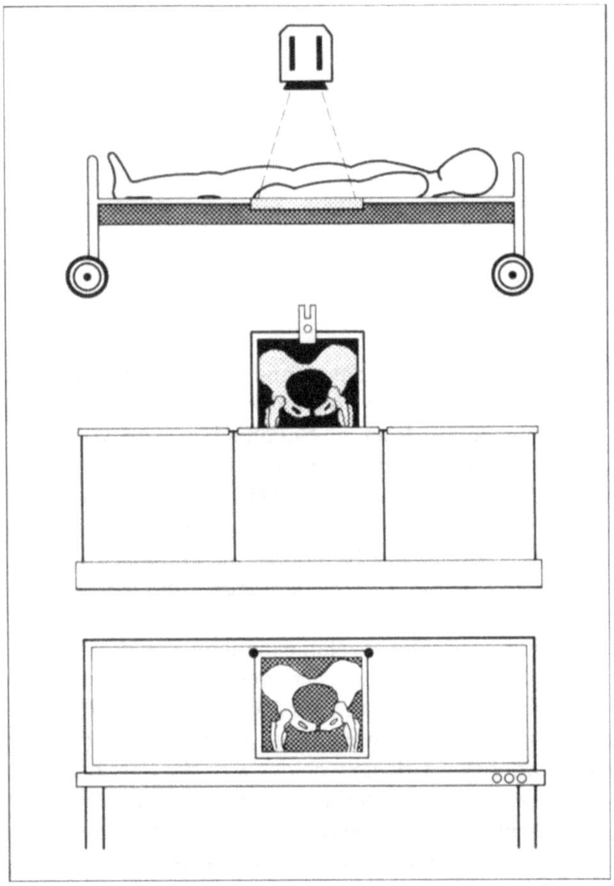

Abb. 1.2 Komponenten der Röntgen-Aufnahmekette

Die Forderung, das Röntgensystem zum Patienten zu transportieren und nicht umgekehrt, zwingt zu einer kompakten Lösung, die eine leichte Beweglichkeit und einfache Bedienung ermöglichen sollte.

So sind fahrbare Röntgen-Aufnahmegeräte nach folgenden Kriterien zu unterscheiden:

- Mobilität des Gerätes
- Einstellbarkeit des Stativs
- Ausführung des Strahlers
- Leistungsfähigkeit des Generators

Mobilität des Gerätes

Die Mobilität des Gerätes, d. h. die Transport- und Rangiermöglichkeiten sind u. a. von den in der Marktübersicht (Kap. 2) ausgewiesenen Parametern Antrieb und Gewicht abhängig.

Das Gewicht hängt in erster Linie von der jeweiligen Gerätetechnik, insbesondere des Strahlers und Generators ab, so daß erhöhte Leistungsfähigkeit meist mit verringerter Mobilität verbunden ist, während die medizinische Praxis möglichst leichte Geräte mit höchster Leistungsfähigkeit fordert.

Fahrstrahlerstative zwischen 44 und 115 kg sind leicht manuell fortzubewegen; zwei weitere Geräte mit dem Gesamtgewicht von 186 bzw. 230 kg werden ebenfalls ohne Eigenantrieb angeboten; Aufnahmegeräte zwischen 367 und 450 kg sind mit einem Motor ausgerüstet.

Besonders auf der Intensivstation erfordert der Einsatz fahrbarer Aufnahmegeräte eine gute Rangierfähigkeit, da die engen Räume mit den bereits vorhandenen medizinischen Geräten zur Erhaltung von Vitalfunktionen oft wenig Platz für Wende-und Einstellmanöver bieten, so daß die leichten, mit Drehrollen versehenen Strahlerstative denen mit großen Rädern hier überlegen sind.

Einstellbarkeit des Stativs

Um die Bewegungsunfähigkeit des Patienten auszugleichen, ist eine gute Einstellbarkeit des Stativs zu fordern.

Bei den leichten Fahrstrahlerstativen erfolgt die Einstellung der gewünschten Aufnahmeposition zusätzlich durch Rangieren des ganzen Gerätes, während die z. T. schwerfälligen motorisierten Geräte in erster Linie durch Verstellen des Röntgenstrahlers in die günstigste Position zu bringen sind (vgl. Kap. 4.2).

Ausführung des Strahlers

Röntgenstrahler fahrbarer Aufnahmegeräte lassen sich in erster Linie nach ihrer Anodenausführung einteilen. Zu unterscheiden sind Fest- und Drehanoden.

Die Vorteile der Festanoden liegen in ihrem relativ einfachen Aufbau, ihrer hohen Betriebssicherheit, in der Art der Kühlung und in den niedrigen Kosten. Da der Elektronenstrahl jedoch immer auf dieselbe Stelle der Anode auftrifft, ist die thermische Belastung bei längeren Einschaltzeiten und hoher Dosisleistung sehr groß. Um die thermische Belastung auf eine größere Fläche zu verteilen, weisen Festanodenröhren in der Regel einen großen Brennfleck auf, was sich nachteilig auf die Schärfe des Röntgenbildes auswirkt (vgl. Kap. 6.2). Dagegen wird die Drehanode bewegt, so daß sich die thermische Belastung auf den gesamten Anodenteller verteilt. Die Brennfleckgröße kann verkleinert werden, die Belastbarkeit der Drehanoden erhöht sich.

Im allgemeinen sind Drehanodenröhren jedoch auch größer und schwerer als Festanodenröhren.

Leistungsfähigkeit des Generators

Der entscheidene Parameter fahrbarer Röntgen-Aufnahmegeräte ist die Auslegung des Generators: sein Gewicht hat entscheidenden Einfluß auf Größe und Gesamtgewicht und damit auf die Mobilität des Gerätes; außerdem läßt der Typ des Generators Aussagen über die Spannungsversorgung der Röntgenröhre und damit über die potentielle Qualität der Aufnahme zu.

Fahrbare Röntgen-Aufnahmegeräte müssen in jedem Fall an die normale Netzstromversorgung (220 V, 50 Hz) anschließbar sein. Bei einer Absicherung des Stromkreises mit der üblichen 10-A-Sicherung liegt die maximale Leistungsaufnahme der Geräte allerdings nur bei ca. 2 kW; sind Röntgenaufnahmen mit kurzer Belichtungszeit und großer Bildschärfe erforderlich, werden höhere Leistungsabgaben benötigt. Hoch belastbare Strahler werden hierzu von leistungsfähigen Generatoren mit der erforderlichen Hochspannung versorgt, indem die Netzspannung in Kondensatoren oder Akkumulatoren zwischengespeichert wird.

Im einzelnen unterscheidet man je nach Art des eingebauten Generators folgende Gerätetypen:

- Einpulsgerät
- Zweipulsgerät
- Kondensatorgerät
- Mittelfrequenzgerät

- Einpulsgerät

Einpulsgeräte führen die hochtransformierte Netzspannung direkt der Röhre zu, die zur Erzeugung der Röntgenstrahlung lediglich die positive Halbwelle der Wechselspannung ausnutzen kann (vgl. Kap. 4.4.1).

Aufgrund der kompakten Ausführung mit einfachen Röhren und Generatoren werden sie als Einkessel-Apparate gebaut, bei denen Strahler und Generator in einem Gehäuse integriert sind.

Einpuls-Generatoren als die älteste Variante der Röntgen-Generatoren werden ausschließlich in den leichteren und preiswerteren Fahrstrahlerstativen eingesetzt; die erzielbare Aufnahmequalität ist sehr begrenzt, die Belichtungszeiten sind relativ lang, können aber durch den Einsatz hochwertiger Film-Folien-Systeme angemessen verkürzt werden.

Neben den geringeren Anschaffungs- und Wartungskosten sind die Einpulsgeräte den schweren, meist motorisch betriebenen größeren Aufnahmesystemen besonders durch ihre einfache Handhabung, gute Rangiermöglichkeit und leichte Einstellbarkeit überlegen.

- Zweipulsgerät

Bei den Zweipulsgeräten wird die hochtransformierte Wechselspannung gleichgerichtet und dann der Röhre zugeführt. Dadurch wird auch die negative Halbwelle der Wechselspannung zur Strahlenerzeugung genutzt, so daß sich die Belichtungszeit im Vergleich zu den Einpulsgeräten bei gleicher Aufnahmequalität halbiert (vgl. Kap. 4.4.1).

Zweipuls- finden wie Einpuls-Generatoren ebenfalls nur bei den einfachen Fahrstrahlerstativen mit begrenzten Ansprüchen an die Qualität der Aufnahme bei guter Beweglichkeit des Gerätes Verwendung.

- Kondensatorgerät

Kondensatorgeräte laden über einen Transformator und Gleichrichter einen der Röntgenröhre parallelgeschalteten Kondensator auf, der bei der Aufnahme auf die Röhre geschaltet wird (vgl. Kap. 4.4.1).

Die Zwischenspeicherung des Aufnahmestroms ermöglicht kurze Belichtungszeiten zur Minimierung der Bewegungsunschärfe bei geringerer Strahlenbelastung des Patienten. Die konstante Spannung an der Röhre gewährleistet eine hohe Bildqualität (vgl. Kap. 6.2).

Wegen ihres Gewichtes sind die Kondensatorgeräte zu Transportzwecken zumeist mit einem Motor und entsprechenden Batterien zur Versorgung des Antriebs ausgerüstet, was den Wartungsbedarf dieser Geräte erhöht.

Kondensatorgeräte sind während des Aufnahmebetriebes stets an das Stromnetz anzuschließen.

- Mittelfrequenzgerät

Bei Mittelfrequenz- oder auch Multipulsgeräten wird die Netzenergie als Gleichspannung in Kondensatoren oder Akkumulatoren zwischengespeichert, hochtransformiert, wieder gleichgerichtet, geglättet und schließlich der Röntgenröhre zugeführt. Regelmechanismen sorgen für eine konstante Spannung an der Röhre (vgl. Kap. 4.4.1).

Die Zwischenspeicherung ermöglicht kurze Energieabgaben über 20 kW für hochwertige Aufnahmen bei kürzester Belichtungszeit.

Diese teuerste Variante fahrbarer Röntgen-Aufnahmegeräte ist aufgrund ihres Gewichts stets mit einem Motor und dessen Stromversorgung ausgestattet und erlaubt bei eingebautem Akku für Aufnahmen auch einen netzunabhängigen Aufnahmebetrieb.

Unterscheidungskriterien

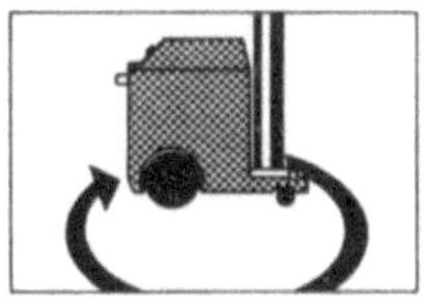

Mobilität des Gerätes

Die Mobilität des Gerätes, d. h. die Transport- und Rangiermöglichkeiten sind u. a. von den im nächsten Kapitel ausgewiesenen Parametern Antrieb und Gewicht abhängig. Das Gewicht wird in erster Linie durch die Strahler-Generator-Kombination bestimmt (vgl. Kap. 4.1).

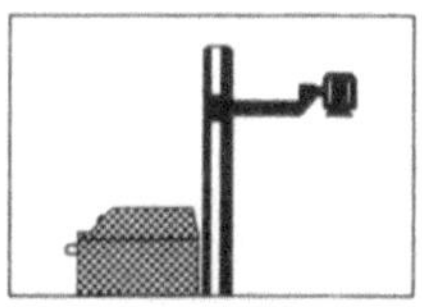

Einstellbarkeit des Stativs

Um die Bewegungsunfähigkeit des Patienten auszugleichen, ist eine gute Einstellbarkeit des Stativs notwendig. Bei den fahrbaren Röntgen-Aufnahmegeräten unterscheidet man die einfachen Längsarme, die Gelenkarme und die Längsgelenkarme (vgl. Kap. 4.2).

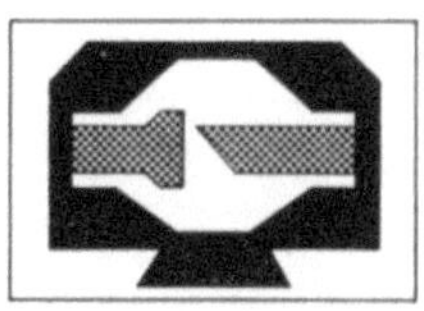

Ausführung des Strahlers

Röntgenstrahler fahrbarer Aufnahmegeräte unterscheiden sich in erster Linie durch die Anodenausführung. Festanoden mit ihrem einfachen Aufbau und ihrer geringen thermischen Belastbarkeit stehen den höher belastbaren, aber auch schwereren Drehanoden gegenüber (vgl. Kap. 4.3).

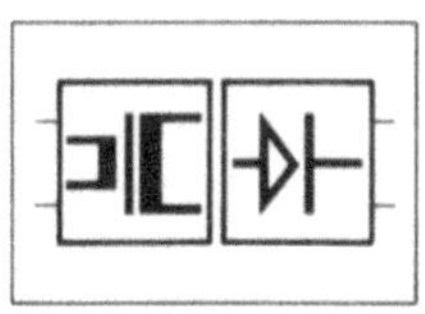

Leistungsfähigkeit des Generators

Zu unterscheiden sind die leichten und einfachen Ein- und Zweipuls-Generatoren, die schwereren Kondensator-Generatoren, die mit Hilfe der Zwischenspeicherung des Aufnahmestroms kurze Belichtungszeiten ermöglichen und die aufwendigen Mittelfrequenz-Generatoren, die mit Hilfe von Kondensatoren oder Akkumulatoren hohe Spannungen für kürzeste Belichtungszeiten erzeugen (vgl. Kap. 4.4).

2
Marktübersicht

Die im Mai 1984 abgeschlossene Marktübersicht gibt einen Überblick über 10 manuell fahrbare und 10 motorbetriebene Geräte.

9 Apparate sind mit einer Festanode ausgerüstet, 11 verfügen über einen Strahler mit Drehanode. 7 Aufnahmegeräte werden über einen Einpuls-Generator gespeist, 2 über einen Zweipuls-Generator, 6 sind mit Kondensator-Generatoren bestückt, 4 mit Mittelfrequenz-Generatoren.[2]

Im Anschluß an die Marktübersicht sind die Adressen der Anbieter von fahrbaren Röntgen-Aufnahmegeräten verzeichnet.

Die Geräte sind nach den uns vom Anbieter genannten unverbindlichen Richtpreisen für die jeweilige Grundausstattung sortiert. Im einzelnen werden folgende Geräte vorgestellt:

Gruppe I
Physia Elinax 90/20 mit Portagraphix 2
Siemens Nanodor 1
Physia Elinax 90/20 mit FS 70
Siemens Nanodor 2
C.H.F. Müller practix 21
Physia Elinos 90/40 mit FS 70
C.H.F. Müller practix 100/20
Shimadzu MD 100P-11PW
Siemens Renodor

Gruppe II
C.H.F. Müller MCD 100
Picker Cap-Mobile
CGR Koch & Sterzel Supra c 125
Siemens Kondiamobil 125
C.H.F. Müller MCD 125
CGR Koch & Sterzel Battrix
General Electric AMX-3
C.H.F. Müller mobil Diagnost
Siemens Mobilett
Siemens Mobil XR
Shimadzu MC 125L-30

Das Marktangebot teilt sich zusammenfassend in zwei Kategorien fahrbarer Röntgen-Aufnahmegeräte:

Zum einen die leichteren, manuell zu bewegenden, gut rangierfähigen Fahrstrahlerstative mit oft einfacher Stativausführung, gering belastbarer Röhre und Ein- bzw. Zweipulsgenerator; Geräte, die relativ preisgünstig sind, aber erst bei Einsatz hochverstärkender Folien die gewünschte Bildqualität erbringen; zum anderen die schwereren, meist motorisierten und schlechter rangierbaren, z. T. mit aufwendigen Stativen ausgerüsteten Aufnahmegeräte, die wesentlich teurer sind, aber wegen der höher belastbaren Röhre und des dazugehörigen leistungsfähigen Generators mit Zwischenspeicherung bessere Aufnahmequalitäten ermöglichen.

Keinesfalls können die fahrbaren Röntgen-Aufnahmegeräte die Bildqualität der fest installierten Systeme erreichen, so daß der Patient bei Transportfähigkeit möglichst in die Röntgenabteilung gebracht werden sollte, während die leichten Fahrstrahlerstative für Aufnahmen am Bett oder auf der Trage im allgemeinen den Anforderungen der mobilen Röntgendiagnose genügen.

Allerdings scheint die Entwicklung leicht beweglicher Fahrstrahlerstative mit höherer Leistung keineswegs abgeschlossen. Es wäre wünschenswert, die moderne Generatortechnik in kompakter Bauweise in ein möglichst leichtes und mobiles Aufnahmegerät zu integrieren.

2 1 Gerät ohne Angaben

tkb Marktübersicht

Fahrbare Röntgen-Aufnahmegeräte

Fabrikat	Physia	Siemens	Physia	Siemens	C.H.F. Müller U.m.b. Philips
Typ	**Elinax 90/20 m. Portagraphix 2**	**Nanodor 1**	**Elinax 90/20 mit FS 70**	**Nanodor 2**	**practix 21**
Richtpreis (DM)	16.600,–	16.710,–	18.570,–	23.520,–	ca. 24.000,–
max. Leistung (kW) (Nennleistung)	1,45	1,0	1,45	1,3	1,5
Antrieb	manuell	manuell	manuell	manuell	manuell
Gewicht (kg)	44,8	45,5	74,8	64,5	115
Stativart	Säule mit Längsarm	Säule mit Längsarm	Säule mit Längsarm	Säule mit Längsarm	Säule mit Längsarm
Strahler/Röhre Art	Festanode	Festanode	Festanode	Festanode	Festanode
Einzelpreis (DM)	2.500,–	o. A.	2.500,–	o. A.	o. A.
Generator Art	1 puls	1 puls	1 puls	1 puls	2 puls
max. Spannung (kV)	90	75	90	90	100
mAs-Bereich	max. 140	1,8 bis 90	max. 140	2–100	0,8–100
Gerätebeschreibung S.	19	14	19	14	11
Gerätedaten S.	38	38	38	38	39

Marktübersicht

Fahrbare Röntgen-Aufnahmegeräte

Fabrikat	Physia	C.H.F. Müller U.m.b. Philips	Shimadzu	Siemens	C.H.F. Müller U.m.b. Philips
Typ	**Elinos 90/40 mit FS 70**	**practix 100/20**	**MD 100P-11PW**	**Renodor**	**MCD 100**
Richtpreis (DM)	25.070,–	25.230,–	o. A.	58.550,–	60.385,–
max. Leistung (kW) (Nennleistung)	1,9	1,6	o. A.	0,6	15
Antrieb	manuell	manuell	manuell	manuell	motorisch
Gewicht (kg)	88,5	95	o. A.	186	408
Stativart	Säule mit Längsarm	Säule mit Längsarm	Säule mit Gelenkarm	Säule mit Längsarm	Säule mit Gelenkarm
Strahler/Röhre Art	Festanode	Festanode	Festanode	Festanode	Drehanode
Einzelpreis (DM)	2.500,–	o. A.	o. A.	o. A.	o. A.
Generator Art	2 puls	1 puls	1 puls	1 puls	Kondensator
max. Spannung (kV)	90	100	100	55	100
mAs-Bereich	max. 200	–	o. A.	0,1–2	–
Gerätebeschreibung S.	18	11	18	15	12
Gerätedaten S.	39	39	39	40	40

tkb Marktübersicht

Fahrbare Röntgen-Aufnahmegeräte

Fabrikat	Picker	CGR Koch & Sterzel	Siemens	C.H.F. Müller U.m.b. Philips	CGR Koch & Sterzel
Typ	**Cap-Mobile**	**Supra c 125**	**Kondiamobil 125**	**MCD 125**	**Battrix**
Richtpreis (DM)	69.665,–	73.600,–	74.900,–	78.015,–	86.150,–
max. Leistung (kW) (Nennleistung)	20	43 (30)*	20	20	22 (11)**
Antrieb	motorisch	motorisch	motorisch	motorisch	motorisch
Gewicht (kg)	438	400	390	450	390
Stativart	Säule mit Längsarm	Säule mit Längsarm	Säule mit Gelenkarm	Säule mit Gelenkarm	Säule mit Längsarm
Strahler/Röhre Art	Drehanode	Drehanode	Drehanode	Drehanode	Drehanode
Einzelpreis (DM)	o. A.	o. A.	o. A.	o. A.	o. A.
Generator Art	Kondensator	Kondensator	Kondensator	Kondensator	Mittelfrequenz
max. Spannung (kV)	125	125	125	125	125
mAs-Bereich	1–50 (in 23 Stufen)	0,5–50 (in 16 Stufen)	0,5–50	1,3,10 (fest)	0,4–320
Gerätebeschreibung S.	13	10	16	12	10
Gerätedaten S.	40	40	41	41	41

* Generator 30 kW
** Generator 11 kW

tkb Marktübersicht

Fahrbare Röntgen-Aufnahmegeräte

Fabrikat	General Electric	C.H.F. Müller	Siemens	Siemens	Shimadzu
Typ	**AMX-3**	**mobil Diagnost**	**Mobilett**	**Mobil XR**	**MC 125L-30**
Richtpreis (DM)	89.896,–	ca. 98.000,–	98.500,–	137.000,–	o. A.
max. Leistung (kW) (Nennleistung)	12,5	12,5	30	20	o. A.
Antrieb	motorisch	motorisch	manuell	motorisch	motorisch
Gewicht (kg)	367	400	230	420	400
Stativart	Säule mit Längsarm	Säule mit Längsarm	Säule mit Gelenkarm	Säule mit Längsgelenkarm	Säule mit Längsarm
Strahler/Röhre Art	Drehanode	Drehanode	Drehanode	Drehanode	Drehanode
Einzelpreis (DM)	o. A.	o. A.	o. A.	o. A.	o. A.
Generator Art	o. A.	Mittelfrequenz	Mittelfrequenz	Mittelfrequenz	Kondensator
max. Spannung (kV)	125	125	133	135	125
mAs-Bereich	0,64–320	0,4–320	0,5–200	0,5–50	2–60 (in 15 Stufen)
Gerätebeschreibung S.	17	13	16	15	17
Gerätedaten S.	41	42	42	42	42

Gerätebeschreibung

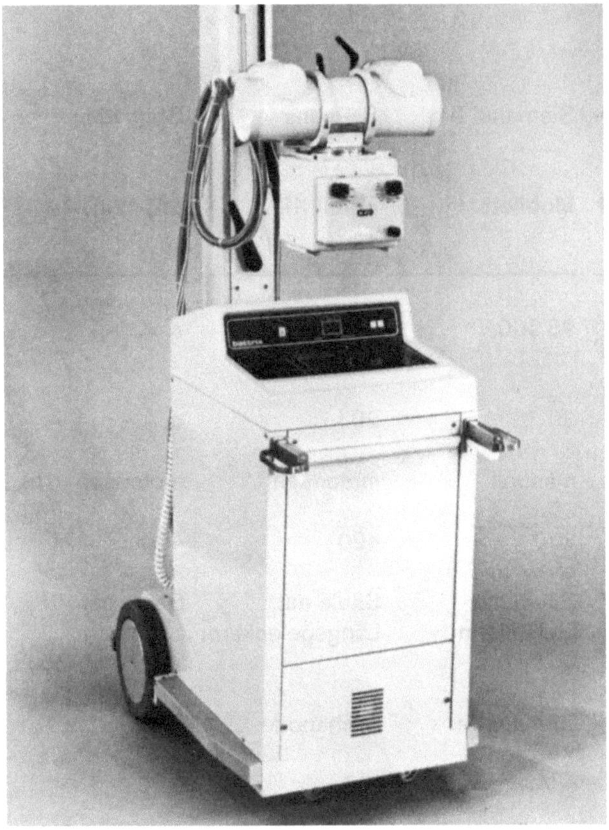

CGR Koch & Sterzel

Battrix

max. Leistung:	22,0 kW Strahler/ 11,0 kW Generator
Gewicht:	390 kg
Transportmaße BxHxT:	630x1900x1160 mm
Empfohlener Richtpreis o. MwSt.:	86.150,– DM

Motorisch angetriebenes Röntgen-Aufnahmegerät; mit Drehanode und Mittelfrequenz-Generator ausgestattet.

Gerätedaten: Seite 41
Marktübersicht: Seite 8

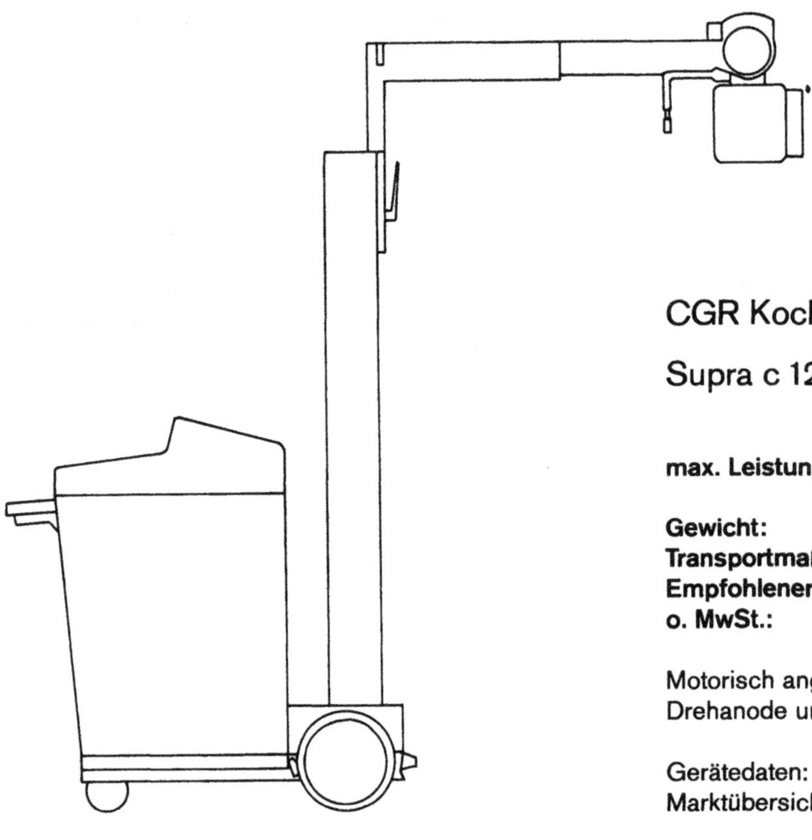

CGR Koch & Sterzel

Supra c 125

max. Leistung:	43,0 kW Strahler/ 30,0 kW Generator
Gewicht:	400 kg
Transportmaße BxHxT:	630x1900x1160 mm
Empfohlener Richtpreis o. MwSt.:	73.600,– DM

Motorisch angetriebenes Röntgen-Aufnahmegerät; mit Drehanode und Kondensator-Generator ausgestattet.

Gerätedaten: Seite 40
Marktübersicht: Seite 8

Gerätebeschreibung

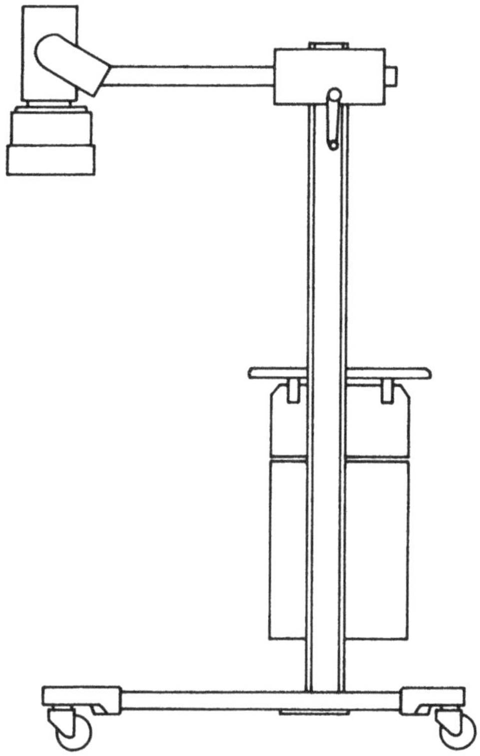

C.H.F. Müller

practix 21

max. Leistung:	1,5 kW
Gewicht:	115 kg
Transportmaße BxHxT:	750x1890x1170 mm
Empfohlener Richtpreis o. MwSt.:	ca. 24.000,– DM

Manuell fahrbares Röntgen-Aufnahmegerät auf drehbaren Rollen; mit Festanode und Zweipuls-Generator ausgestattet.

Gerätedaten: Seite 39
Marktübersicht: Seite 6

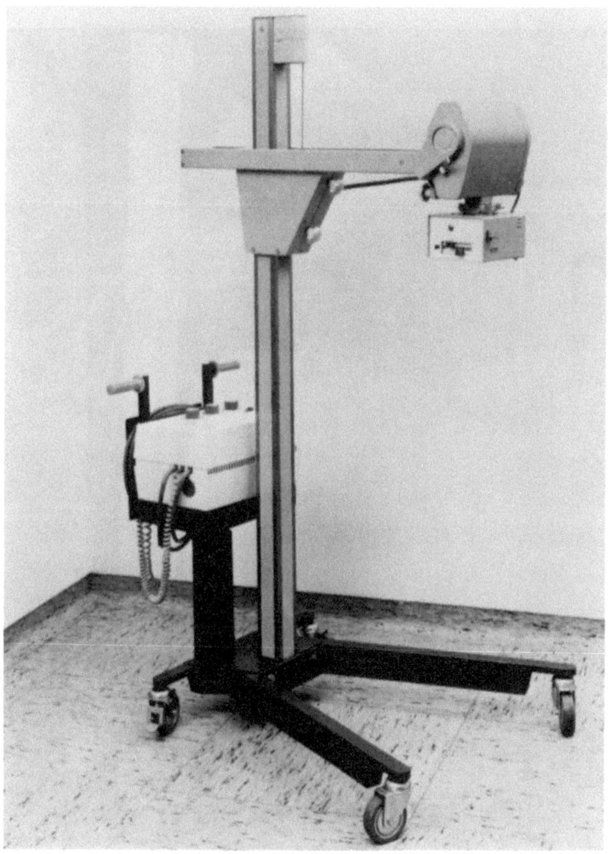

C.H.F. Müller

practix 100/20

max. Leistung:	1,6 kW
Gewicht:	95 kg
Transportmaße BxHxT:	800x1850x1073 mm
Empfohlener Richtpreis o. MwSt.:	25.230,– DM

Manuell fahrbares Röntgen-Aufnahmegerät auf drehbaren Rollen; mit Festanode und Einpuls-Generator ausgestattet.

Gerätedaten: Seite 39
Marktübersicht: Seite 7

Gerätebeschreibung

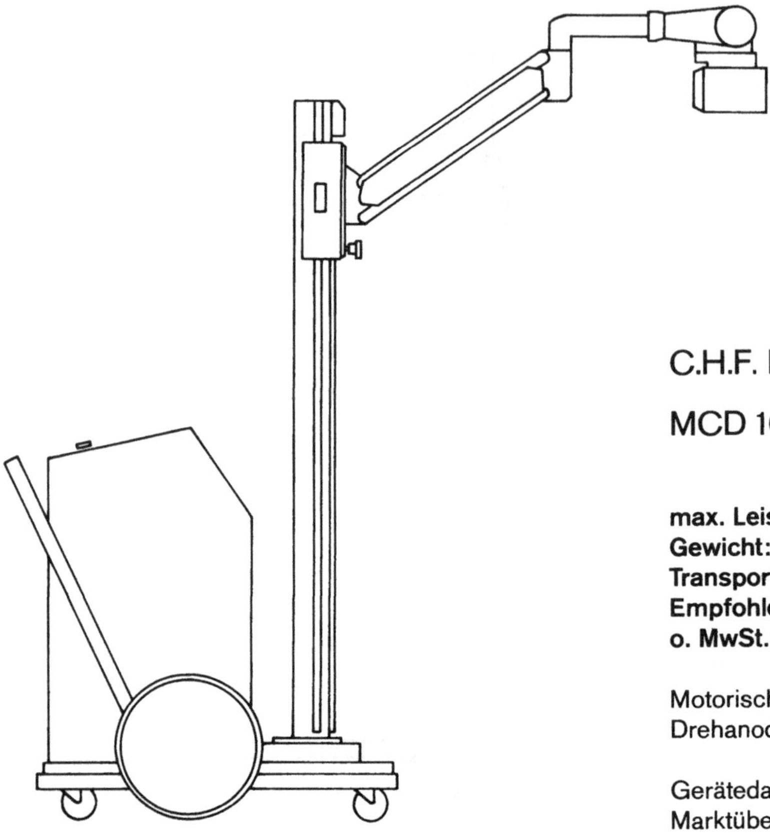

C.H.F. Müller

MCD 100

max. Leistung:	15,0 kW
Gewicht:	408 kg
Transportmaße BxHxT:	700x1930x1020 mm
Empfohlener Richtpreis o. MwSt.:	60.385,– DM

Motorisch angetriebenes Röntgen-Aufnahmegerät; mit Drehanode und Kondensator-Generator ausgestattet.

Gerätedaten: Seite 40
Marktübersicht: Seite 7

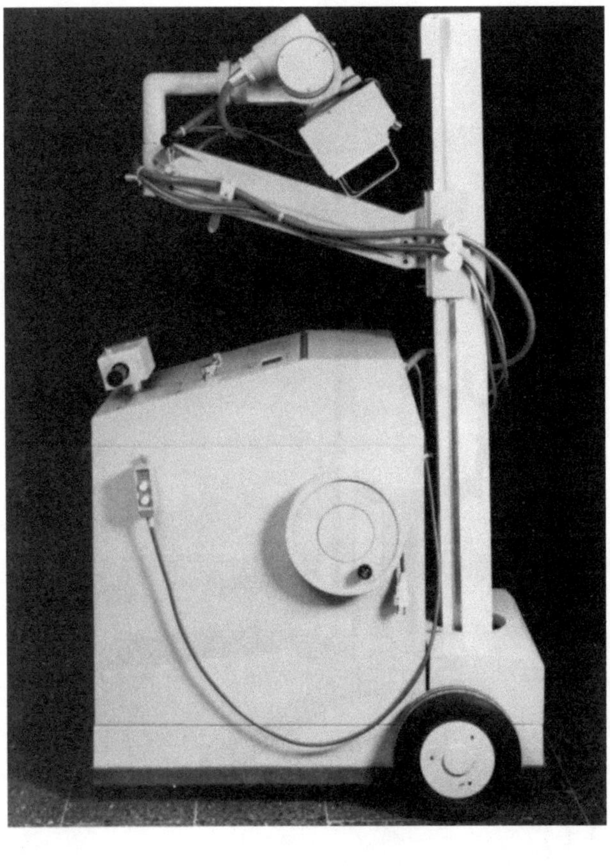

C.H.F. Müller

MCD 125

max. Leistung:	20,0 kW
Gewicht:	450 kg
Transportmaße BxHxT:	670x1875x1080 mm
Empfohlener Richtpreis o. MwSt.:	78.015,– DM

Motorisch angetriebenes Röntgen-Aufnahmegerät; mit Drehanode und Kondensator-Generator ausgestattet.

Gerätedaten: Seite 41
Marktübersicht: Seite 8

Gerätebeschreibung

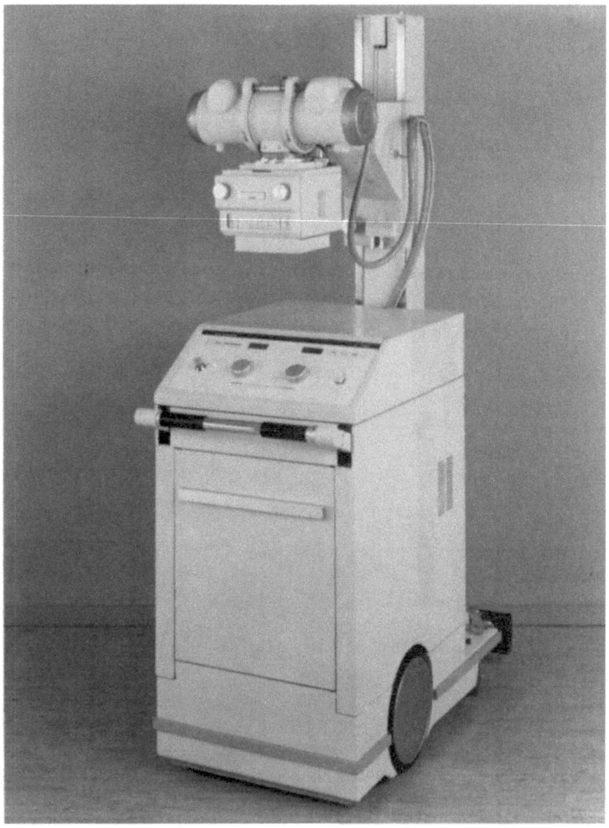

C.H.F. Müller

mobil Diagnost

max. Leistung: 12,5 kW
Gewicht: 400 kg
Transportmaße BxHxT: 590x1960x1270 mm
Empfohlener Richtpreis o. MwSt.: ca. 98.000,– DM

Motorisch angetriebenes Röntgen-Aufnahmegerät; mit Drehanode und Mittelfrequenz-Generator ausgestattet.

Gerätedaten: Seite 42
Marktübersicht: Seite 9

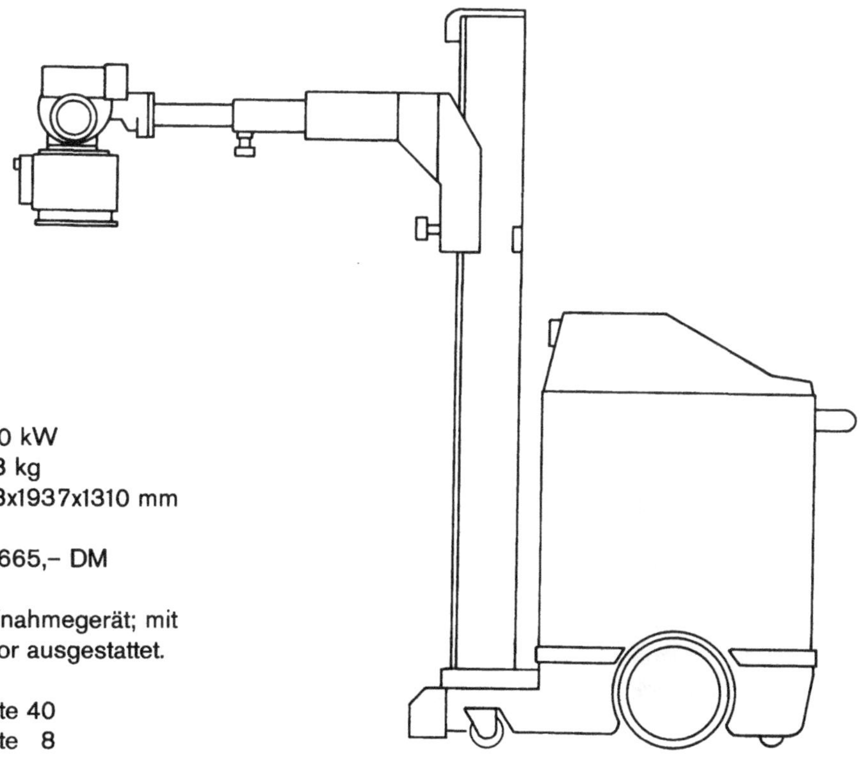

Picker

Cap-Mobile

max. Leistung: 20,0 kW
Gewicht: 438 kg
Transportmaße BxHxT: 598x1937x1310 mm
Empfohlener Richtpreis o. MwSt.: 69.665,– DM

Motorisch angetriebenes Röntgen-Aufnahmegerät; mit Drehanode und Kondensator-Generator ausgestattet.

Gerätedaten: Seite 40
Marktübersicht: Seite 8

Gerätebeschreibung

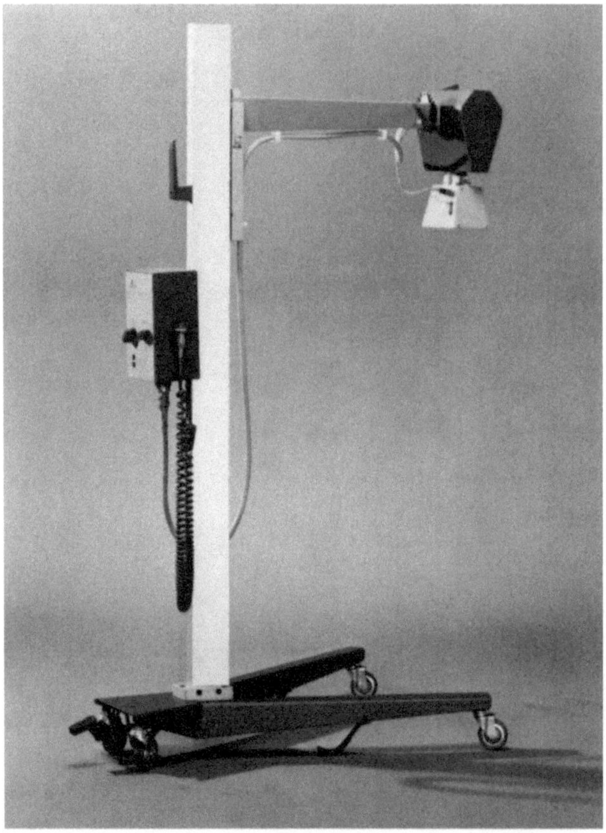

Siemens

Nanodor 1

max. Leistung:	1,0 kW
Gewicht:	45,5 kg
Transportmaße BxHxT:	685x1760x1995 mm
Empfohlener Richtpreis o. MwSt.:	16.710,– DM

Manuell fahrbares Röntgen-Aufnahmegerät auf drehbaren Rollen, zum Transport zerlegbar; mit Festanode und Einpuls-Generator ausgestattet.

Gerätedaten: Seite 38
Marktübersicht: Seite 6

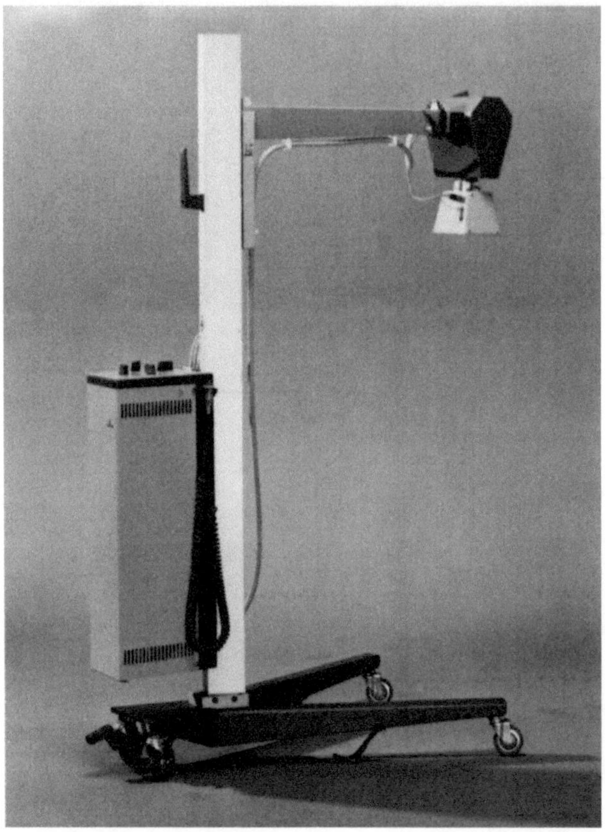

Siemens

Nanodor 2

max. Leistung:	1,3 kW
Gewicht:	64,5 kg
Transportmaße BxHxT:	685x1760x1095 mm
Empfohlener Richtpreis o. MwSt.:	23.520,– DM

Manuell fahrbares Röntgen-Aufnahmegerät auf drehbaren Rollen; mit Festanode und Einpuls-Generator ausgestattet.

Gerätedaten: Seite 38
Marktübersicht: Seite 6

tkb Gerätebeschreibung

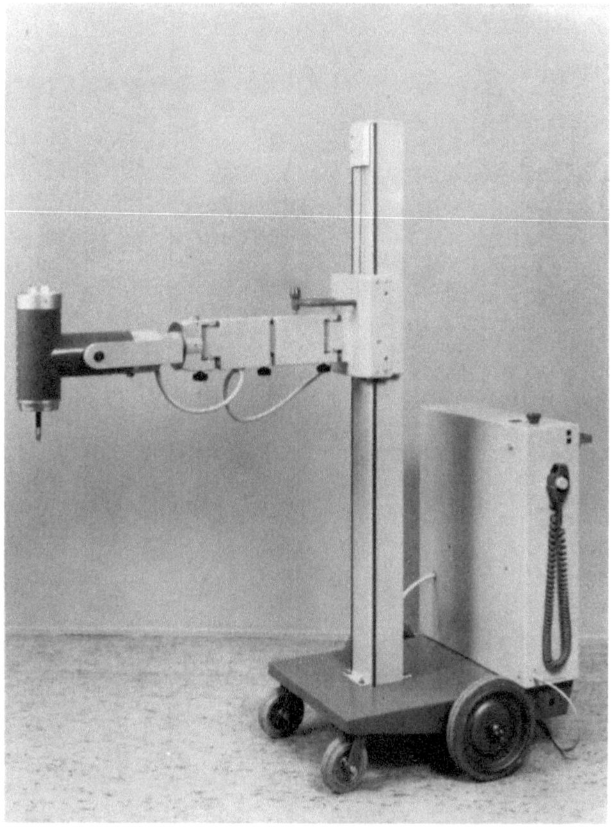

Siemens

Renodor

max. Leistung:	0,6 kW
Gewicht:	186 kg
Transportmaße BxHxT:	740x1950x1460 mm
Empfohlener Richtpreis o. MwSt.:	58.550,– DM

Manuell fahrbares Röntgen-Aufnahmegerät auf vier Rädern; speziell für die Nierenstein-Chirurgie; mit Festanode und Einpuls-Generator ausgestattet.

Gerätedaten: Seite 40
Marktübersicht: Seite 7

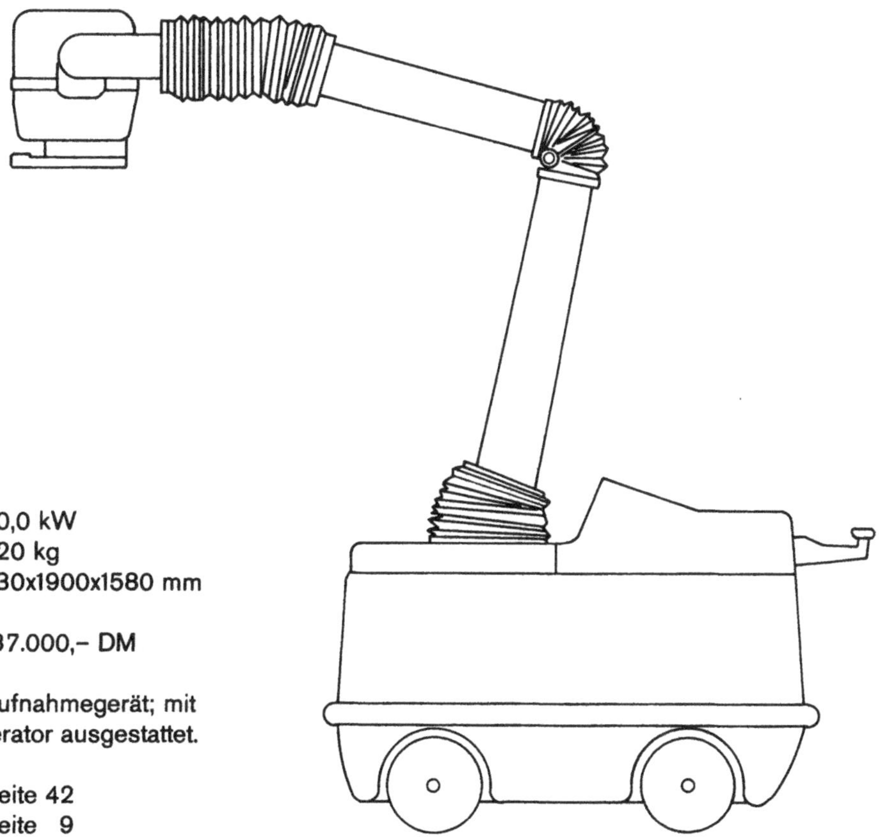

Siemens

Mobil XR

max. Leistung:	20,0 kW
Gewicht:	420 kg
Transportmaße BxHxT:	730x1900x1580 mm
Empfohlener Richtpreis o. MwSt.:	137.000,– DM

Motorisch angetriebenes Röntgen-Aufnahmegerät; mit Drehanode und Mittelfrequenz-Generator ausgestattet.

Gerätedaten: Seite 42
Marktübersicht: Seite 9

Gerätebeschreibung

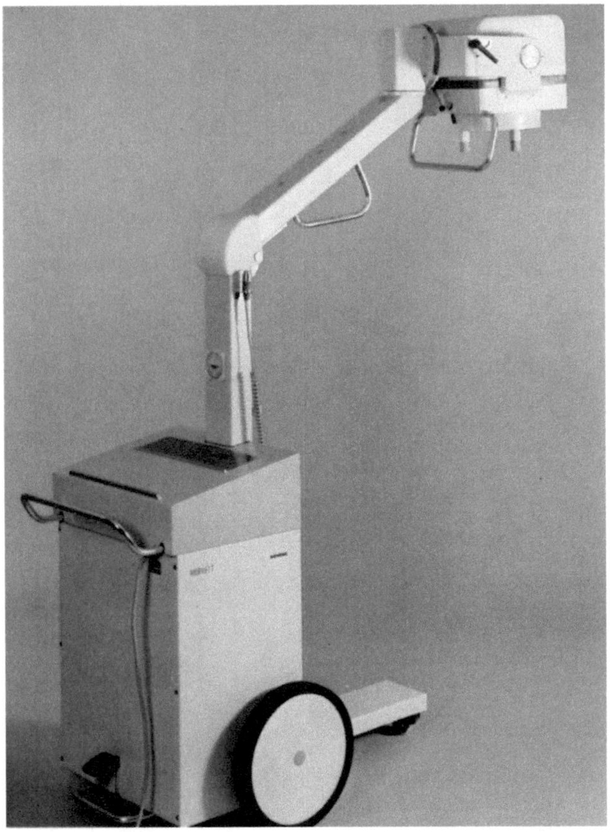

Siemens

Mobilett

max. Leistung:	30,0 kW
Gewicht:	230 kg
Transportmaße BxHxT:	724x1625x1270 mm
Empfohlener Richtpreis o. MwSt.:	98.500,– DM

Manuell fahrbares Röntgen-Aufnahmegerät auf zwei Rädern und Lenkrollen vorn und hinten; mit Drehanode und Mittelfrequenz-Generator ausgestattet.

Gerätedaten: Seite 42
Marktübersicht: Seite 9

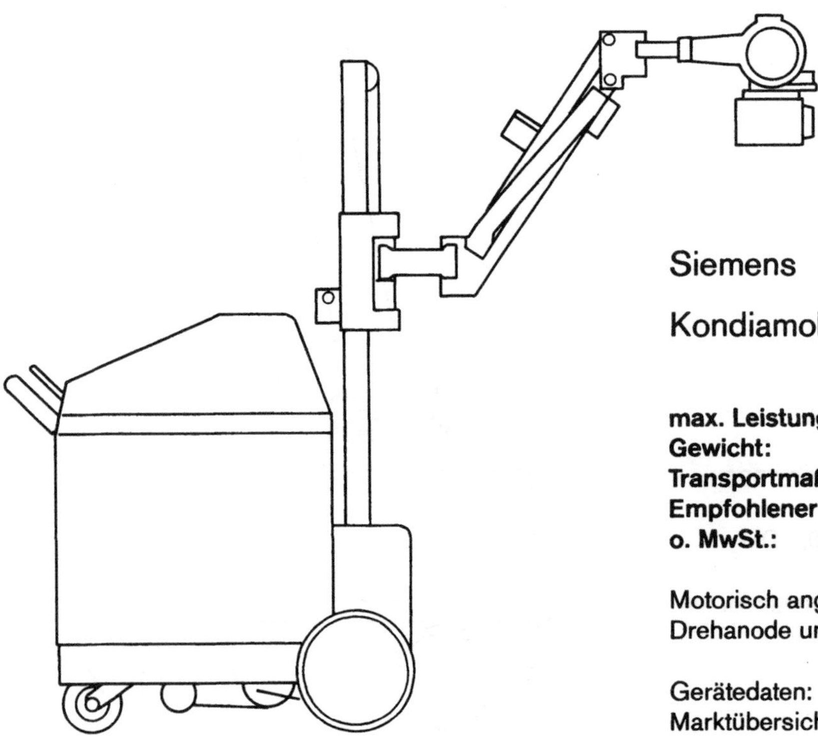

Siemens

Kondiamobil 125

max. Leistung:	20,0 kW
Gewicht:	390 kg
Transportmaße BxHxT:	650x1780x1055 mm
Empfohlener Richtpreis o. MwSt.:	74.900,– DM

Motorisch angetriebenes Röntgen-Aufnahmegerät; mit Drehanode und Kondensator-Generator ausgestattet.

Gerätedaten: Seite 41
Marktübersicht: Seite 8

tkb Gerätebeschreibung

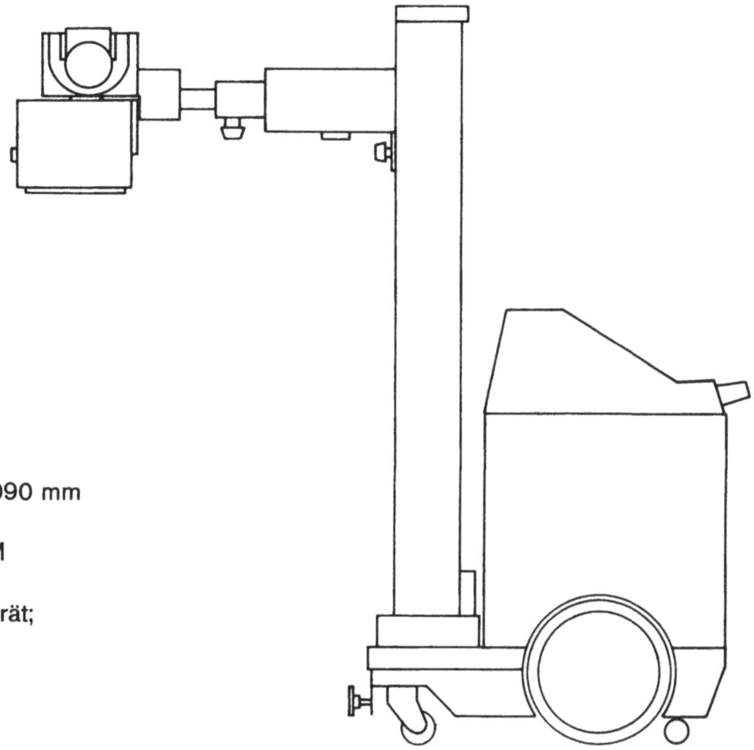

General Electric

AMX – 3

max. Leistung:	12,5 kW
Gewicht:	367 kg
Transportmaße BxHxT:	670x1930x1090 mm
Empfohlener Richtpreis o. MwSt.:	89.896,– DM

Motorisch angetriebenes Röntgen-Aufnahmegerät; mit Drehanode ausgestattet.

Gerätedaten: Seite 41
Marktübersicht: Seite 9

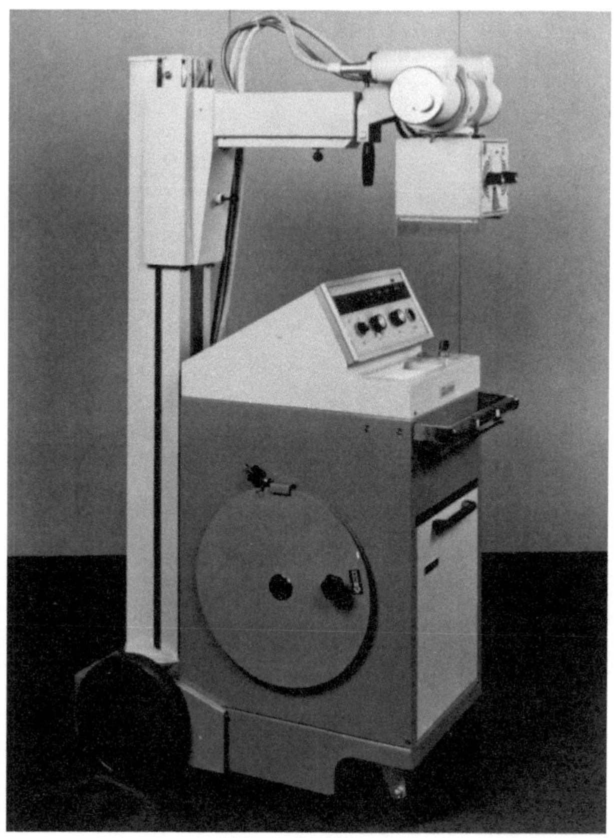

Shimadzu

MC 125L-30

max. Leistung:	ohne Angaben
Gewicht:	400 kg
Transportmaße BxHxT:	645x1780x930 mm
Empfohlener Richtpreis o. MwSt.:	ohne Angaben

Motorisch angetriebenes Röntgen-Aufnahmegerät; mit Drehanode und Kondensator-Generator ausgestattet.

Gerätedaten: Seite 42
Marktübersicht: Seite 9

Gerätebeschreibung

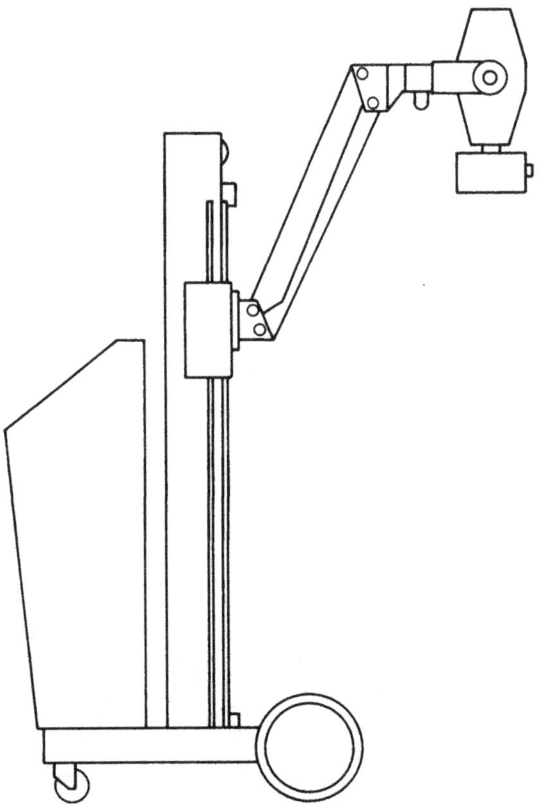

Shimadzu

MD 100P-11PW

max. Leistung:	ohne Angaben
Gewicht:	ohne Angaben
Transportmaße BxHxT:	630x1750x900 mm
Empfohlener Richtpreis o. MwSt.:	ohne Angaben

Manuell fahrbares Röntgen-Aufnahmegerät auf zwei drehbaren Rollen und zwei Rädern; mit Festanode und Einpuls-Generator ausgestattet.

Gerätedaten: Seite 39
Marktübersicht: Seite 7

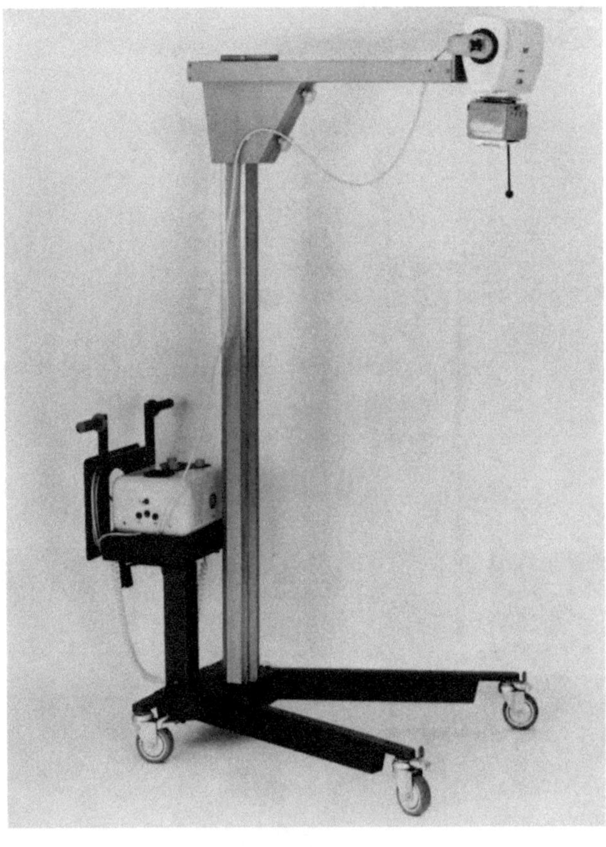

Physia

Elinos 90/40 mit FS 70

max. Leistung:	1,9 kW
Gewicht:	88,5 kg
Transportmaße BxHxT:	800x1850x800 mm
Empfohlener Richtpreis o. MwSt.:	25.070,– DM

Manuell fahrbares Röntgen-Aufnahmegerät auf drehbaren Rollen; mit Festanode und Zweipuls-Generator ausgestattet.

Gerätedaten: Seite 39
Marktübersicht: Seite 7

Gerätebeschreibung

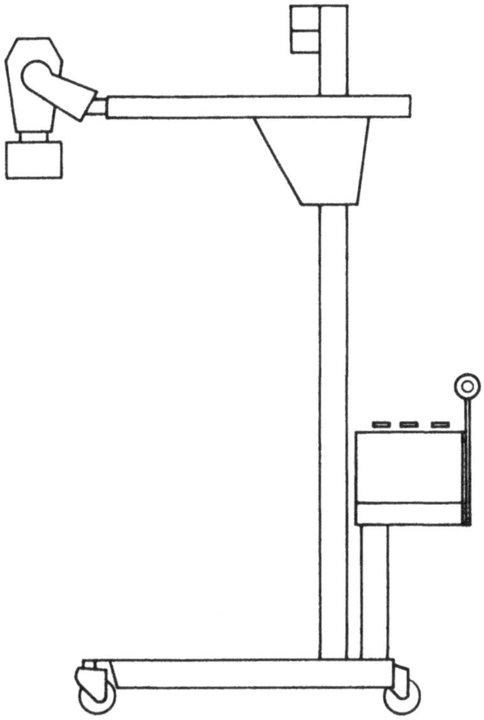

Physia

Elinax 90/20 mit FS 70

max. Leistung:	1,45 kW
Gewicht:	74,8 kg
Transportmaße BxHxT:	800x1850x800 mm
Empfohlener Richtpreis o. MwSt.:	18.570,– DM

Manuell fahrbares Röntgen-Aufnahmegerät auf drehbaren Rollen; mit Festanode und Einpuls-Generator ausgestattet.

Gerätedaten: Seite 38
Marktübersicht: Seite 6

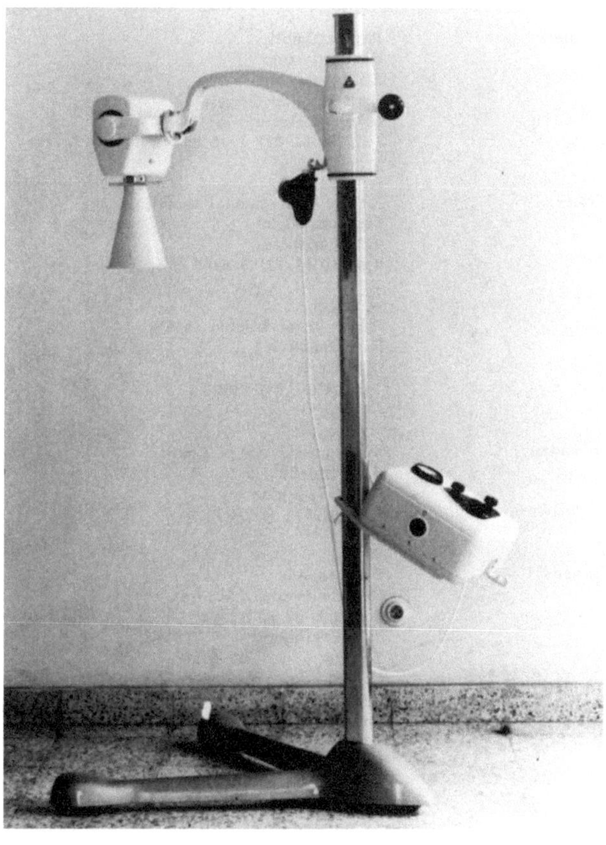

Physia

Elinax 90/20 mit Portagraphix 2

max. Leistung:	1,45 kW
Gewicht:	44,8 kg
Transportmaße BxHxT:	700x1900x800 mm
Empfohlener Richtpreis o. MwSt.:	16.660,– DM

Manuell fahrbares Röntgen-Aufnahmegerät auf drehbaren Rollen; mit Festanode und Einpuls-Generator ausgestattet.

Gerätedaten: Seite 38
Marktübersicht: Seite 6

Anbieterverzeichnis

Fabrikat	Anbieter	Gerätetyp	Gerätebeschreibung Seite:	Gerätedaten Seite:
CGR Koch & Sterzel	CGR Koch & Sterzel GmbH & Co. Postfach 10 21 52 4300 Essen 1 Tel. (0201) 2 01 81 in Berlin: CGR Koch & Sterzel GmbH & Co. Kurfürstenstraße 84 1000 Berlin 30 Tel. (030) 262 20 57	Battrix Supra c 125	10 10	41 40
C.H.F. Müller	C.H.F. Müller Unternehmensbereich der Philips GmbH Medizintechnische Systeme Postfach 10 46 40 Alexanderstraße 1 2000 Hamburg 1 Tel. (040) 59 19 61 in Berlin: C.H.F. Müller Unternehmensbereich der Philips GmbH Martin-Luther-Straße 3 1000 Berlin 30 Tel. (030) 21 06-2 01	MCD 100 MCD 125 mobil Diagnost practix 21 practix 100/20	12 12 13 11 11	40 41 42 39 39
General Electric	General Electric Medical Systems Abteilung Germany Praunheimer Landstraße 50 Postfach 29 63 6000 Frankfurt/Main Tel. (0611) 76 07 1	AMX-3	17	41
Physia	Physia GmbH Röntgen- und Elektromedizin Hans-Böckler-Straße 11 6078 Neu-Isenburg Tel. (0 61 02) 2 70 85	Elinax 90/20 mit FS 70 Elinax 90/20 mit Portagraphix 2 Elinos 90/40 mit FS 70	19 19 18	38 38 39
Picker	Picker International GmbH Postfach 12 29 4992 Espelkamp Tel. (0 57 72) 5 61-0 In Berlin: Picker International GmbH Kantstraße 162 1000 Berlin 12 Tel. (030) 881 89 26	Cap-Mobile	13	40
Shimadzu	Shimadzu (Europa) GmbH Ackerstraße 111 4000 Düsseldorf Tel. (0211) 66 63 71	MC 125L-30 MD 100P-11PW	17 18	42 39
Siemens	Siemens AG Bereich Medizin.Technik Postfach 32 60 8520 Erlangen Tel. (0 91 31) 84-1 in Berlin: Siemens AG Geschäftsstelle für Medizinische Technik Postfach 11 05 60 1000 Berlin 10 Tel. (030) 39 39-1	Kondiamobil 125 Mobilett Mobil XR Nanodor 1 Nanodor 2 Renodor	16 16 15 14 14 15	41 42 42 38 38 40

3
Wirtschaftlichkeit

Das Marktangebot fahrbarer Röntgen-Aufnahmegeräte läßt sich gemäß der Marktübersicht Kapitel 2 (von Spezialgeräten, z. B. der Urologie, abgesehen) in zwei Gruppen teilen:

- Geräte zwischen ca. DM 16.000,- und DM 26.000,- (Richtpreise excl. Mwst.): manuell zu bewegen, geringes Gewicht, gut rangierfähig, einfache Stativausführung, gering belastbare Röntgenröhre, Ein- oder Zweipulsgenerator
- Geräte zwischen ca. DM 60.000,- und DM 137.000,- (Richtpreise excl. Mwst.): größtenteils motorisiert, großes Gewicht, schlechter rangierfähig, z. T. aufwendige Stativausführung, meist höher belastbare Röntgenröhre, Kondensator- oder Mittelfrequenzgenerator

Vor der Beschaffung fahrbarer Röntgen-Aufnahmegeräte für das dezentrale Röntgen nicht transportfähiger Patienten müssen Zweckmäßigkeit und Leistungsfähigkeit der verschiedenen Geräteangebote geprüft und unter folgenden Aspekten verglichen werden:

- Mobilität, Handlichkeit und Einstellmöglichkeiten
- Leistungsfähigkeit von Strahler und Generator

Wie wichtig es ist, die Anforderungen an die fahrbaren Röntgengeräte nicht nur unter dem Ziel einer möglichst hohen technischen Leistungsfähigkeit zu diskutieren, zeigen jene Fälle der Krankenhauspraxis, in denen leistungsfähigere Aufnahmegeräte beschafft worden sind, aber wegen ihrer Unhandlichkeit nicht oder unzureichend eingesetzt werden und statt dessen auf die bewährten, leichtbeweglichen Einfachgeräte zurückgegriffen wird.

Damit die teureren, schweren Geräte auch von einer Person problemlos von Raum zu Raum und am Bett bewegt werden können, sind sie meist mit einem Motor und der dazugehörigen Akku-Stromversorgung ausgerüstet, die z. T. auch netzunabhängige Röntgenaufnahmen ermöglicht. Ein Transport von Station zu Station stößt auf Schwierigkeiten, sofern nicht die entsprechenden baulichen Voraussetzungen geschaffen wurden: ebene Flure, keine Schwellen und Treppen, Lastenaufzüge etc. Die Rangierbarkeit am Bett ist durch den relativ großen Wendekreis meist erheblich eingeschränkt; besonders die beengten Verhältnisse der Intensivstationen erschweren das Anfahren der erforderlichen Aufnahmeposition.

Komplizierte Bedienung und umständliche Einstellung von Strahler und Kassette machen es selbst erfahrenen MTRs oft schwer, den Anforderungen der Einstellung richtiger Aufnahmepositionen und -parameter gerecht zu werden.

Die leichten Fahrstrahlerstative dagegen sind mit einem Fahrgestell auf Drehrollen ausgestattet, so daß sie problemlos von Zimmer zu Zimmer gerollt werden können. Die Einstellung der gewünschten Aufnahmeposition angesichts der Bewegungsunfähigkeit des Patienten erfolgt zunächst durch einfaches Verschieben des Gerätes am Bett; darüber hinaus garantieren die meist einfachen und übersichtlichen Stativkonstruktionen eine gute Einstellbarkeit des Strahlers in die gewünschte Einstrahlrichtung auf den zu diagnostizierenden Bereich.

Neben Mobilität, Handlichkeit und Einstellmöglichkeiten des Gerätes wird die maximale Aufnahmequalität fahrbarer Röntgengeräte durch die Leistungsfähigkeit der Strahler-Generator-Kombination festgelegt.

Die Forderung nach möglichst hoher Leistung für kürzeste Belichtungszeiten zur Vermeidung von Bewegungsunschärfen und Reduzierung der Strahlenbelastung bei 220 V-Netzanschluß wird im wesentlichen von den aufwendigen Kondensator- und Mittelfrequenz-Generatoren realisiert, die in den Geräten der oberen Preisklasse Verwendung finden und durch ihr Gewicht besonders zur Schwerfälligkeit und schlechten Rangierfähigkeit der Geräte beitragen.

Angesichts der Tatsache, daß neben der Bedienungsfreundlichkeit des Gerätes und der Qualifikation und Erfahrung des Bedienungspersonals auch die übrigen Glieder der Aufnahmekette, wie Film-Folien-Kombination und Betrachtungskasten, von Bedeutung sind, sollte die Gerätetechnik für die Qualität einer Aufnahme nicht überschätzt werden. So läßt sich die Aufnahmequalität bei kurzen Belichtungszeiten beispielsweise durch den Einsatz von Folien aus seltenen Erden erhöhen (vgl. Kap. 6.2). Der Preisunterschied der Seltene-Erden-Folien zu den konventionellen, meist aus Calcium-Wolframat gefertigten Folien, ist gering.[3]

3 In der Neufassung der Übergangsbestimmungen für Diagnostik-Einrichtungen der Kassenärztlichen Bundesvereinigung (Röntgenapparate-Richtlinien) vom 01.02.84 wird ohnehin vorgeschrieben, daß Geräte mit herkömmlichen Generatoren (Ein- und Zweipulsgeräte; vgl. Kap. 4.4.1) nur weiter benutzt werden dürfen, wenn Verstärkerfolien mit höherer Empfindlichkeit im Vergleich zu konventionellen Folien verwendet werden.

Die Wirtschaftlichkeit fahrbarer Röntgen-Aufnahmegeräte wird nicht allein durch den einmaligen Investitionsaufwand, sondern auch durch die laufenden Ausgaben bestimmt.

So kann es zweckmäßig sein, je Station ein Einfachgerät bereitzuhalten, anstatt ein leistungsfähiges Gerät zwischen mehreren Stationen hin und her zu transportieren. Die Erweiterung des Röntgen-Geräteparks kann die Vorbereitungszeit einer dezentral auf Stationen durchgeführten Röntgenuntersuchung wesentlich verkürzen, da die Transportzeit des Gerätes nahezu entfällt.

Außerdem senkt diese Lösung die Störanfälligkeit der Apparate, die sich aus einem unsachgemäßen Transport unter teilweise schlechten räumlichen und baulichen Verhältnissen ergeben könnte.

Grundsätzlich kann man davon ausgehen, daß der Instandhaltungsbedarf fahrbarer Röntgengeräte im wesentlichen von den Einsatzbedingungen und weniger von den Qualitätsunterschieden der mechanischen Konstruktion abhängt.

Neben der Frage, inwieweit Geräteausfälle durch Reduzierung des Transportaufwandes minimiert werden können, ist zu prüfen, wie die Betriebsfähigkeit fahrbarer Röntgengeräte bei regelmäßiger Inspektion durch hauseigene Röntgentechniker verbessert werden kann. Kapitel 8 dieses Bandes stellt dazu ein vom tkb entwickeltes Inspektionskonzept zur Inspektion und Wartung von Röntgengeräten vor. Die erforderlichen Meßgeräte zur Durchführung der Prüf- und Wartungsarbeiten sind aus der Tabelle Kap. 8.5 ersichtlich; eine Grundausstattung ist bereits für DM 21.500,- erhältlich.

Sofern die vorgeschlagenen Inspektionen vom hauseigenen Röntgentechniker nicht durchgeführt werden können, werden die Instandhaltungskonditionen der Firmen-Kundendienste interessant. Die in folgender Tabelle dargestellten Konditionen wurden für Geräte in Berliner Krankenhäusern ermittelt.

Die Preise für Wartungs- und Vollservice-Verträge richten sich an spezifischen Gerätekonfigurationen aus, so daß die Angaben nur als allgemeine Hinweise gelesen werden sollten, die auf der Grundlage unterschiedlicher Geräteausstattungen und Voraussetzungen der jeweiligen Krankenhäuser überprüft werden müssen.

Die Tabelle der Instandhaltungskonditionen gibt jedoch Hinweise zur Bewertung folgender Problemkreise, die vor dem Kauf eines fahrbaren Röntgengerätes mit der jeweiligen Kundendienstfirma zu klären sind:

- Stundensätze für Instandhaltung bei Einzelberechnung nach Aufwand, incl. feste Kosten je Auftrag
- Kosten für einen Wartungs- oder Vollservice-Vertrag
- Umfang und Häufigkeit der empfohlenen Inspektionen pro Jahr
- Mehrarbeitszuschläge für Kundendiensteinsätze zu ungünstigen Zeiten (abends, nachts, samstags/sonntags und an Feiertagen), Kosten für Übernachtung

Bei der Auswahl fahrbarer Röntgen-Aufnahmegeräte empfiehlt es sich, nach dem Grundsatz "ein Haus—ein System" zu verfahren, um einmal die Instandhaltung der Geräte zu vereinfachen, zum anderen aber auch, um durch die Vereinheitlichung der Bedienungserfordernisse gute Voraussetzungen für das Gelingen der Aufnahme zu schaffen.

In jedem Fall sollte bei der Anschaffung mobiler Aufnahmegeräte die Gesamtsituation des jeweiligen Krankenhauses, insbesondere der Röntgendiagnostik, berücksichtigt werden.

Instandhaltungskonditionen

Einzelberechnung nach Aufwand (DM)*

Anbieter	Stundensatz		Mehrarbeitszuschläge/Stunde					fixe Kosten
	Normal-arbeitszeit	Arbeitszeit Spezialisten	17-22 Uhr	22-7 Uhr	Samstags Sonntags	Feiertags	Übern.-pauschale	Fahrt-/Frachtkosten
General Electric	150,–	150,–	70,–	+ Samst. 70,–	nur Sonnt. 150,–	150,–	keine	Fracht nach Aufwand
CGR Koch & Sterzel	96,–	206,–	24,–	48,–	48,–	96,–	nach Aufwand	Anfahrzeit u. 0,77/km
Physia	50,–	65,–	–	–	–	–	–	50,– + 0,50/km
C.H.F. Müller	90,–/ 100,–	–	117,–	+ Samst. 140,–	nur Sonnt. 187,–	187,–	nach Aufwand	Anfahrzeit u. 0,75/km
Picker	97,–	123,–	121,25	+ Samst. 169,75	nur Sonnt. 194,–	o. A.	ohne Angabe	Fracht n.A.*** 0,75/km
Siemens	96,–	–	124,–	124,–	124,–	124,–	–	Anfahrzeit u. 0,75/km
Shimadzu	60,–	60,–	–	–	–	–	–	60,–

Festpreise (DM)*/Verträge (DM)*

Anbieter	Gerätetyp	Sicherheits-überprüfung	Anzahl pro Jahr	Betriebs-wartung	Anzahl pro Jahr	Vollservice-vertrag	Anzahl pro Jahr
General Electric	**AMX-3**	600,–	4	1.200,–	4	6.000,–	bei Bedarf
CGR Koch & Sterzel	**Supra c 125**	450,–	2	1.105,–	o. A.	2.355,–	o. A.
	Battrix	515,–	2	1.290,–	o. A.	2.755,–	o. A.
Physia	**Elinax 90/20** **Elinos 90/40**	auf Anfrage	auf Anfrage	auf Anfrage	auf Anfrage	auf Anfrage	auf Anfrage
C.H.F. Müller	**practix 100/20**	144,–	1	300,–	1	792,–	1
	MCD 125	444,–	1	588,–	1	2.400,–**	1
	MCD 100	300,–	1	372,–	1	1.884,–**	1
	practix 21 **Mobil Diagnost**	auf Anfrage	auf Anfrage	auf Anfrage	auf Anfrage	auf Anfrage	auf Anfrage
Picker	**Cap-Mobile**	o. A.	2	1.164,–	2	a. A.****	a. A.****
Siemens	**Mobil XR**	865,–	1	1.370,–	1	5.536,–**	mind. 2 x und bei Bedarf
	Mobilett	493,–	1	985,–	1	3.152,–**	
	Kondiamobil 125	374,–	1	749,–	1	2.397,–**	
	Nanodor 1	83,55	1	167,–	1	534,–**	
	Nanodor 2	106,–	1	213,–	1	680,–**	
	Renodor	293,–	1	586,–	1	1.874,–**	
Shimadzu	**MC 125 L-30**	700,–	1	a. A.****	2	o. A.	o. A.
	MD 100 P-11 PW	400,–	1	a. A.****	2	o. A.	o. A.

* Preise excl. MwSt ** ohne Vacuumelemente *** nach Aufwand **** auf Anfrage

4
Erläuterung der Geräteparameter

Fachärzte der Radiologie und anderer Disziplinen, insbesondere Internisten und Intensivmediziner sowie Physiker, Ingenieure und Kaufleute ermittelten in gemeinsamer Diskussion die für einen Vergleich von fahrbaren Röntgen-Aufnahmegeräten wesentlichen medizintechnischen und physikalischen Parameter, wobei die Hauptunterschiede der Geräte in folgenden Kenndaten liegen:

- Mobilität des Gerätes
- Einstellbarkeit des Stativs
- Ausführung des Strahlers
- Leistungsfähigkeit des Generators

4.1 Gesamtgerät

4.1.1 Transportabmessungen

Die Transportabmessungen sind in den folgenden Geräteübersichten nur für den im Transport vorgesehenen arretierten Zustand angegeben (in Fahrtrichtung: Breite x Höhe x Tiefe).

Die Abmessungen fahrbarer Aufnahmegeräte sollten einen problemlosen Transport durch Türen und in Fahrstühlen gewährleisten.

Um Unfälle zu verhüten, müssen die Geräte vor jedem Transport gemäß der Bedienungsanweisung zusammengelegt und arretiert werden.

4.1.2 Gewicht

Die Angaben zum Gewicht der Geräte spielen eine Rolle für die Planung der Belastbarkeit von Decken bzw. Fußböden und Fahrstühlen. Außerdem erlauben die Gewichtsangaben Rückschlüsse auf die Mobilität der Geräte.

4.1.3 Antriebsart

Die Mobilität des Gerätes, d. h. die Transport- und Rangiermöglichkeiten werden durch die Antriebsart bestimmt. Bei fahrbaren Röntgen-Aufnahmegeräten sind zwei Antriebsarten möglich:

- manuell (man)
- motorisch (mot)

Fahrstrahlerstative mit netzbetriebenen Einkessel-Einpulsstrahlern sind aufgrund des geringen Gewichts im allgemeinen leicht manuell fortzubewegen (man). Das Fahrwerk ist mit drei bis vier kleinen Rollen ausgestattet, so daß der Transport nur innerhalb einer Station zu empfehlen ist.

Für eine Fahrt über Straßen sind wegen der Bordsteinkanten zusätzliche Fahrgestelle mit großen Rädern anzuraten.

Bei Kondensatorgeräten und bei batteriebetriebenen Geräten mit Mittelfrequenzgeneratoren ist ein größeres Gewicht (ca. 400–450 kg) zu bewegen. Deshalb haben diese Geräte in der Regel einen motorischen Antrieb (mot): Ein bis zwei Batterien versorgen einen Elektromotor mit der notwendigen Energie zur Fortbewegung. Die Geschwindigkeit in Vorwärtsrichtung liegt zwischen 1 km/h und 3 km/h (Schrittgeschwindigkeit), d. h., das Gerät fährt ca. 17 bis 30 m pro Minute. Bei Rückwärtsfahrt liegt die Geschwindigkeit um 1 km/h. Die Batterieladung reicht für eine maximale Fahrstrecke von 3 bis 6 km. Steigungen von 5 % (5 cm auf 1 m) können ohne unterstützende Muskelkraft bewältigt werden.

Ein eingebautes Ladegerät erlaubt es, die Akkus an jeder Steckdose über das Netz aufzuladen. Bei vollständiger Entladung beträgt die Ladezeit ca. 8-9 Stunden.

4.1.4 Netzanschluß

Es werden die Anschlußwerte für das Gesamtgerät angegeben, die nach Herstellerangaben bauseitig bzw. von seiten des Betreibers zum bestimmungsgemäßen Gebrauch des Gerätes bereitgestellt werden müssen.

Für die elektrische Installation sind die Sicherheitsbestimmungen nach VDE 0 107 und 0 750 einzuhalten, sofern das zuständige Stromversorgungsunternehmen nicht darüber hinausgehende Forderungen erhebt.

Bei den Kondensator- bzw. Batterie-Geräten beziehen sich die Anschlußwerte auf die Aufladung des Kondensators bzw. der Batterie, bei den übrigen Geräten werden die zur Aufnahme benötigten Anschlußwerte angegeben.

4.1.5 Netzangleichung

Da die aus dem Netz bezogene Spannung Schwankungen unterliegt, der Hochspannungsgenerator aber ein festes Spannungsübersetzungsverhältnis hat, ist zur Gewährleistung einer gleichmäßigen Leistungsabgabe eine Netzangleichung erforderlich, die folgendermaßen erfolgen kann:

- von Hand
- automatisch vor der Aufnahme
- automatisch vor und während der Aufnahme

4.1.6 Netzwiderstand

In der radiologischen Technik ist der Netzwiderstand ein Maß für die Belastbarkeit des Netzes, an das der Röntgengenerator angeschlossen wird (DIN 6 814, Blatt 6).

Jeder elektrische Leiter hat einen spezifischen elektrischen Widerstand, der bei fließendem Strom (nach dem Ohmschen Gesetz) einen Spannungsabfall bewirkt. Je größer der Strom ist, desto größer ist der Spannungsabfall längs des Widerstandes.

Der Netzwiderstand darf nicht zu groß sein, weil dadurch bei dem an das Netz angeschlossenen Röntgengerät ein Spannungsabfall eintritt, was die eingestellte Strahlenqualität und -energie mindert.

4.1.7 Kassettenfach

Ein strahlengeschütztes Kassettenfach ermöglicht die Mitnahme mehrerer Kassetten, so daß zahlreiche Röntgenaufnahmen hintereinander angefertigt werden können, ohne nach jeder Aufnahme den Weg zur Entwicklungseinrichtung zurücklegen zu müssen, um den Film zu entwickeln und einen neuen in die Kassette einzulegen.

4.2 Stativ

4.2.1 Stativart

Die Art des Stativs, d. h. die Verbindung von Röntgenstrahler, Säule und Arm, bestimmt die Einsatz- bzw. Bewegungsmöglichkeiten zur Einstellung des Strahlers auf den zu diagnostizierenden Bereich des Patienten.

Bei den fahrbaren Röntgen-Aufnahmegeräten unterscheidet man drei Stativvarianten:

- Säule mit Längsarm
- Säule mit Gelenkarm
- Säule mit Längsgelenkarm

Säule mit Längsarm
Die Säule mit Längsarm ist die einfachste Stativausführung: An einer senkrecht stehenden Säule ist in Fahrtrichtung ein in der Höhe verstellbarer starrer waagerechter Arm angebracht, an dessen Ende der Strahler befestigt ist (Abb. 4.1). Bei einigen Geräten ist der Abstand des Strahlers von der Säule durch den Längsarm variabel.

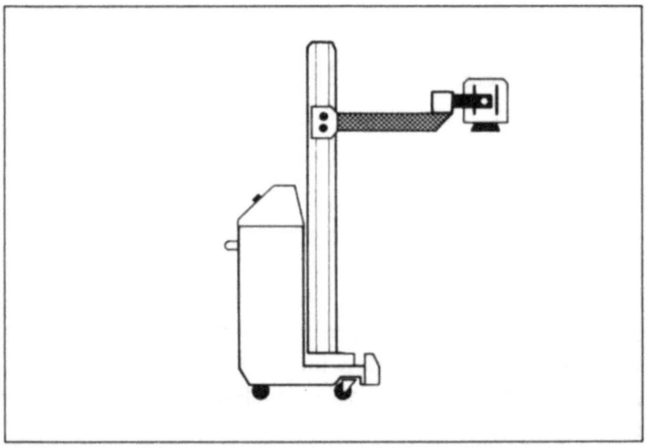

Abb. 4.1 Röntgenstativ mit Längsarm

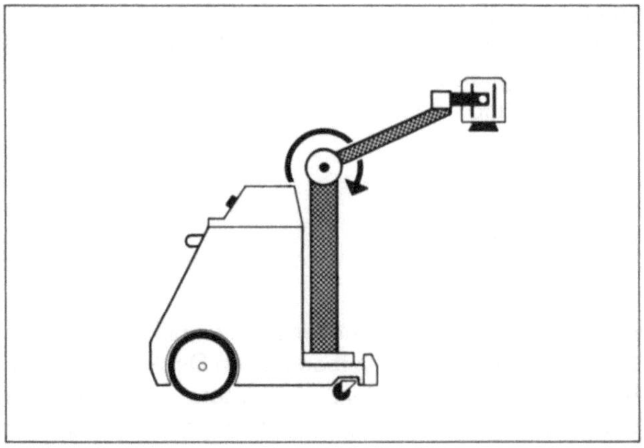

Abb. 4.2 Röntgenstativ mit Gelenkarm

Säule mit Gelenkarm
Beim Gelenkarm (z. B. Scherenarm) wird der Abstand Säule / Strahler wie beim Durchdrücken oder Anwinkeln eines Knies variiert (Abb. 4.2). Die Höhe des Strahlers wird hierbei durch eine Schwenkbewegung des Armes eingestellt.

Säule mit Längsgelenkarm
Bei dieser Stativausführung bestimmt ein mehrgelenkiger Arm mit senkrechten Gelenkachsen ähnlich der Leporello-Faltung den Abstand zwischen Säule und Strahler (Abb. 4.3). Die Höhenverstellung erfolgt durch Schwenken der Säule bzw. des Armes.

Diese Stativvariante wird allerdings nur bei einem der vorgestellten Geräte verwendet, das in absehbarer Zeit vom Markt zurückgezogen wird.

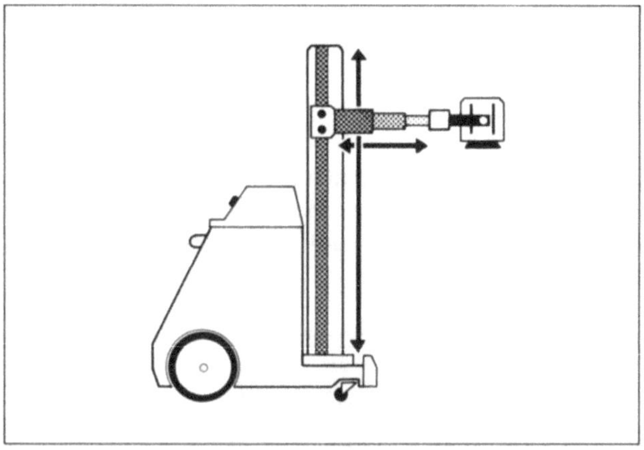

Abb. 4.4 Maximale Horizontal- und Vertikalverstellung des Stativs

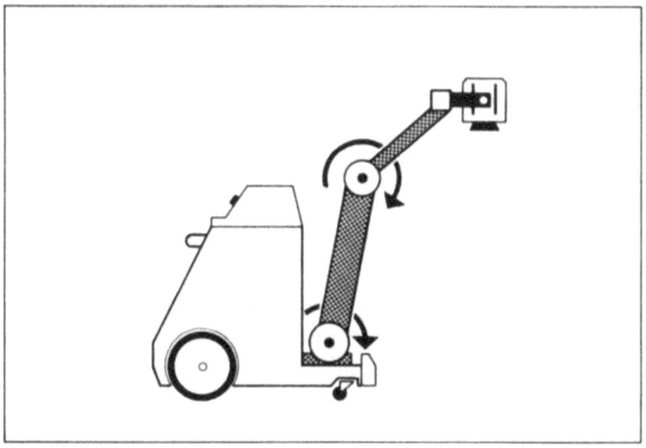

Abb. 4.3 Röntgenstativ mit Längsgelenkarm

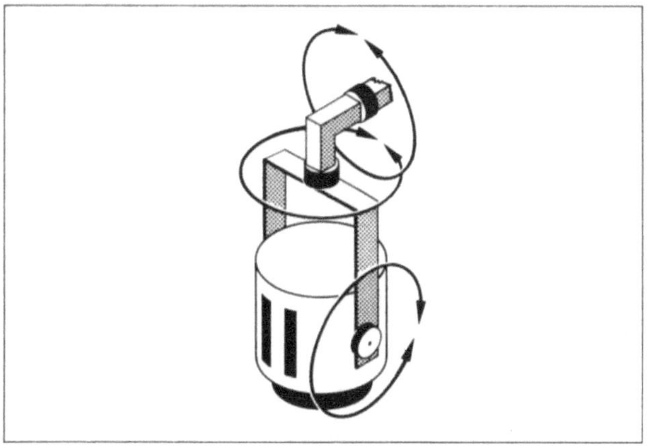

Abb. 4.5 Beweglichkeit eines Röntgenstrahlers

4.2.2 Einstellbarkeit

Durch die Bewegungsmöglichkeiten des Stativs kann das Röntgen-Aufnahmegerät auf die zweckmäßige Aufnahmeposition ausgerichtet werden. In Abhängigkeit von der Stativart und der Stativausführung kann die Aufnahmeposition durch folgende Bewegungsmöglichkeiten eingestellt werden:

Höhenverstellung (vertikal)
Durch die Höhenverstellung kann das gesamte Stativ an die unterschiedlichen Arbeitshöhen, z. B. an das Krankenbett, angepaßt werden (Abb. 4.4). Angegeben wird der jeweilige Maximalwert.

Längsverstellung (horizontal)
Als Längsverstellung wird die maximale horizontale Verschiebung des Strahlers aus der Transportstellung angegeben (Abb. 4.4).

Aus der Einstellung in der horizontalen Längsachse ergibt sich ein minimaler (min) und ein maximaler (max) Abstand des Strahlers von der Säule.

Strahlerverstellung
Die Strahlerverstellung ist möglich durch die Drehung von Säule, Arm und Strahler, wobei der Verstellbereich (angegeben in Winkelgraden) entscheidend ist.

Die Drehungen der Säule oder des Armes an der Säule (seitlich zur Fahrtrichtung) und des Strahlers sind jeweils einzeln möglich. Eine Bewegung ist meist um die Hochachse (senkrechte Achse), um die Querachse (die Achse, die 90° zur Fahrtrichtung parallel zur Wagenachse verläuft) und die Längsachse (Achse in Fahrtrichtung) möglich (Abb. 4.5).

4.2.3 Maximaler Abstand Fokus/Fußboden

In den nachfolgenden Gerätetabellen des Kapitels 5 ist der maximale Abstand des Fokus über dem Fußboden ausgewiesen. Dieser Wert ist für die Anpassung des Strahlers an die jeweilige Betthöhe von Bedeutung.*

* Bei einer Betthöhe von ca. 650-700 mm mit Auflage beispielsweise, einer Patientendicke von ca. 200 mm und dem maximalen Fokus-Fußboden-Abstand von 2030 mm ergeben sich der Fokus-Objekt-Abstand von 1130 mm und der Fokus-Film-Abstand von 1330 mm.

4.3 Strahler

Ein Röntgenstrahler besteht aus zwei Teilen (DIN 6 814, Bl. 6), der Röntgenröhre und dem Röntgenschutzgehäuse mit Zusatzfilter und ggf. mit Kühlsystem (Abb. 4.6).

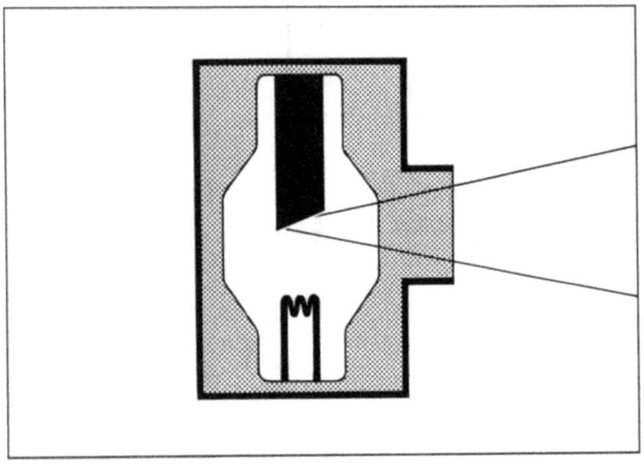

Abb. 4.6 Prinzip eines Röntgenstrahlers

Je nach Wahl von Röhre und Schutzgehäuse ergeben sich die wichtigsten Betriebswerte des Röntgenstrahlers wie:

- Größe des optischen Brennflecks (Fokus)
- Abstand Fokus-Objekt (FOA)[4]
- Abstand Fokus-Film (FFA)[4]
- Wärmespeicherfähigkeit
- Nennleistung
- Gewicht

Sofern für verschiedene Röhrenschutzgehäuse alternativ einsetzbare Röhren angeboten werden, sind entsprechende Begleitpapiere für die jeweilige Röhren-Gehäuse-Kombination anzufordern (vgl. Zulassungsnummer).

4.3.1 Zulassungsnummer

Nach der Röntgenverordnung vom 01.03.1973 (RöV §§ 4,7 bis 10) bedarf der genehmigungsfreie Betrieb der Röntgeneinrichtung einer Zulassung des Röntgenstrahlers. Eine Zulassung erhalten die von der Physikalisch Technischen Bundesanstalt (PTB) auf Bauart geprüften Strahler. Aus der Zulassungsnummer ist das Jahr der Erstzulassung zu ersehen (letzte Zahl). Bei der Planung sollte darauf geachtet werden, daß eine Zulassung nur jeweils 10 Jahre Gültigkeit hat.

4 FOA und FFA sind in den Gerätetabellen nicht ausgewiesen, da sie je nach Aufnahme und Gerät variieren; von ihnen werden die Geometrie der Unschärfe und die Abweichung von der wahren Objektgröße (Vergrößerungsfaktor; vgl. Kap. 6.2) bestimmt.

Strahler ohne Zulassung unterliegen vor Inbetriebnahme einem Genehmigungsverfahren gemäß § 3 RöV.

4.3.2 Nennspannung

Die Nennspannung des Strahlers ist die höchstzulässige Spannung, für die der Strahlenschutz des Gehäuses bei Einhaltung der vorgeschriebenen Betriebsbedingungen einer angegebenen Spannungsform konzipiert ist (DIN 6863, T. 1).

Es ist darauf zu achten, daß die Nennspannung für das Strahlergehäuse der Nennspannung der Röhre entspricht oder diese sogar übersteigt und daß die maximale Betriebsspannung des Generators nicht unterschritten wird (zur Bedeutung der Spannung für die Strahlenqualität vgl. Kap. 4.4 und Kap. 6.2).

4.3.3 Röntgenröhre

In der Röntgenröhre werden die Röntgenstrahlen dadurch erzeugt, daß Elektronen mit hoher Geschwindigkeit auf die Anode treffen und abgebremst werden. Die kinetische Energie wird in Wärme- und Strahlungsenergie umgewandelt.

Die wesentlichen Kennwerte für die bildgebenden Eigenschaften und die Belastbarkeit der Röntgenröhre sind:

- Anodenart
- Anodenmaterial und -masse
- Brennfleckgröße
- Neigungswinkel
- Eingangsnennleistung

Anodenart
Zu unterscheiden sind Festanoden und Drehanoden. Die Festanode ist die klassische Elektrodenart. Die von der

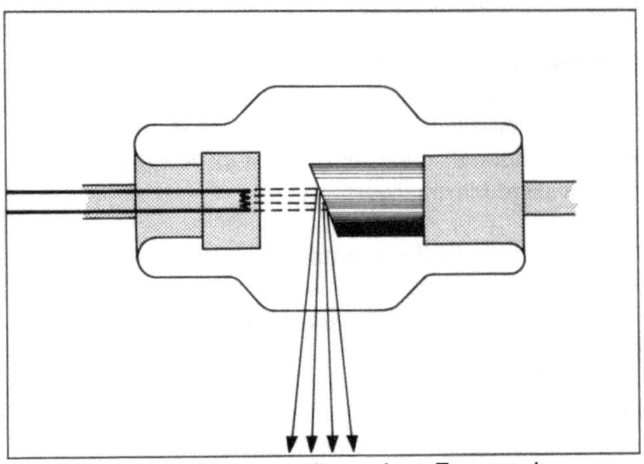

Abb. 4.7 Prinzipieller Aufbau einer Festanode

Entwicklung der Röntgenröhre

Die Weiterentwicklung hochbelastbarer Drehanodenröhren führte zur Verbundanode, bei der eine dünne Wolfram-Rhenium-Legierung einem dickeren Teller aus Molybdän oder einer Molybdänlegierung aufgesintert oder aufgeschmiedet ist. Zur Steigerung der Wärmeabstrahlung ist die Rückseite des Anodentellers geschwärzt.

Eine zusätzliche Graphitschicht verbessert die Wärmespeicherfähigkeit und Wärmeabgabe des Anodentellers.

Eingefräste Schlitze in den Rand des Anodentellers (entspannte Anode) erhöhen die Lebensdauer, da die thermischen Spannungen des Metalls in ihrer zerstörenden Wirkung herabgesetzt werden (vgl. Abb. 4.8).

Die zukünftige Entwicklung der Röntgenröhren geht in zwei sich ergänzende Richtungen:

Geschmiedete Verbundanodenteller für Hochleistungs-Drehanoden
Geschmiedete Metalle haben gegenüber den im Sinterverfahren hergestellten durch die hohe Verdichtung des Materials eine sehr feine Kristallstruktur und eine größere Festigkeit.

Metall-Keramik-Röhren mit doppelseitig gelagerter Drehanode
Durch die doppelseitige Lagerung wird die Lebensdauer der Drehanoden erhöht, die Verwendung von Metall für Röhrenkolben und Keramik für Isolatoren erlaubt wesentlich engere Fertigungstoleranzen und damit eine bessere Qualität als die herkömmliche Verwendung von Glas.

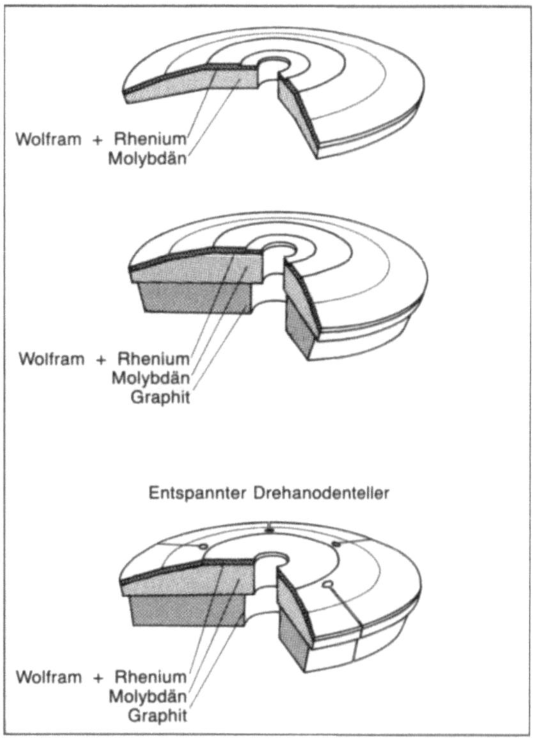

Abb. 4.8 Prinzipieller Aufbau einer Drehanode

Die technische Entwicklung der Röntgenröhre spielt indes für die derzeitige Technik fahrbarer Röntgen-Aufnahmegeräte keine Rolle; der Einsatz hochwertiger Werkstoffe in diesem Bereich ist deshalb überflüssig, weil die Röhre nach der Aufnahme im allgemeinen bis zum nächsten Einsatz genügend Zeit hat abzukühlen.

Kathode emittierten Elektronen treffen auf die abgeschrägte Anode (vgl. Abb. 4.7). Die Vorteile dieser Anoden liegen in ihrem relativ einfachen Aufbau, ihrer hohen Betriebssicherheit, in der einfachen Art der Kühlung und in den niedrigen Kosten. Da der Elektronenstrahl jedoch immer auf dieselbe Stelle der Anode auftrifft, ist die thermische Belastung bei längeren Einschaltzeiten und hoher Dosisleistung sehr groß. Um die thermische Belastung auf eine größere Fläche zu verteilen, weisen Festanodenröhren in der Regel einen großen Brennfleck auf (s. u.), was sich nachteilig auf die Schärfe des Röntgenbildes auswirkt.

Dagegen wird die Drehanode bei eingeschaltetem Gerät bewegt, so daß sich die thermische Belastung auf den gesamten Anodenteller verteilt (vgl. Abb. 4.9) und je nach Anodenmaterial und Drehzahl kleinere Brennflecke für bessere Bildschärfen möglich sind.

Die Drehzahl der Drehanoden beträgt in der Regel 2800 U/min. Für höhere Belastungen werden auch Drehanodenröhren mit Drehzahlen von 3400 bis 8500 U/min angeboten.

Bei gleicher Brennfleckgröße weisen die Drehanoden also eine höhere Belastbarkeit als die Festanoden auf, da sich die thermische Belastung auf eine Kreisbahn verteilt. Bei der Brennfleckgröße von beispielsweise 1 mm^2 liegt die Belastbarkeit der Festanode bei 1,5 kW für 0,1 s, während die der Drehanode 50 kW für 0,1 s beträgt. So kann der optische Brennfleck der Drehanodenröhre bei gleicher Anodenleistung verkleinert werden.

Anodenmaterial

Das Anodenmaterial und die Anodenmasse bestimmen den Wirkungsgrad, die Wärmekapazität und die Wärmeleistungsfähigkeit der Anode.

Die Ausbeute an Röntgenstrahlung steigt mit der Ordnungszahl des Anodenmaterials. Neben dem gewünschten Effekt der Umwandlung von Elektronenenergie in Röntgenstrahlung (Wirkungsgrad z. B. bei Wolfram: 1 % bei 100 kV Röhrenspannung) wird der größte Teil dieser Energie (ca. 99 %) als Wärme freigesetzt. Die Anode wird an der Oberfläche bis zum Glühen erhitzt. Die entstehende Hitze verlangt einen hohen Schmelzpunkt des Werkstoffs. Aus der folgenden Tabelle wird deutlich, daß Wolfram mit der Ordnungszahl 74 und einem Schmelzpunkt von 3395 °C den Anforderungen am besten gerecht wird.

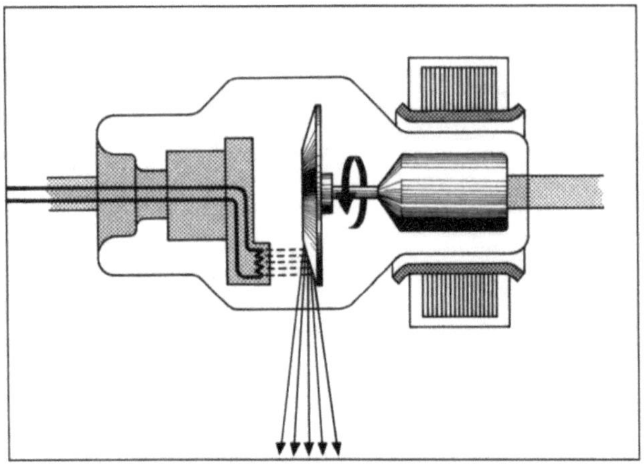

Abb. 4.9 Aufbau von Drehanodentellern

Ordnungszahlen und Schmelzpunkte verschiedener Werkstoffe

Element	Chemisches Zeichen	Ordnungszahl	Schmelzpunkt °C
Silber	Ag	47	960,5
Kupfer	Cu	29	1083
Iridium	Ir	77	2454
Molybdän	Mo	42	2622
Osmium	Os	76	2700
Tantal	Ta	73	2996
Rhenium	Re	75	3170
Wolfram	W	74	3395

Brennfleckgröße

Die Größe des optisch wirksamen Brennflecks ist ein wesentlicher Parameter für die Bildgüte, die thermische Belastbarkeit und die Lebensdauer der Röntgenröhren.

Das Röntgenbild ist ein Schattenbild; bekanntlich ist die Randschärfe eines Schattens abhängig von der Größe und dem Abstand der Strahlenquelle (Kernschatten, Halbschatten). Deshalb gilt auch in der Röntgentechnik: Je kleiner der Brennfleck, desto schärfer ist die Abbildung (vgl. Abb. 4.10).

Andererseits entsteht durch die zur Erzeugung der Röntgenstrahlung notwendige Bremsenergie zu fast 99 % Wärme, so daß die thermische Belastbarkeit der Anode mit der Größe des Brennflecks steigt.

Durch Anwinkeln der Anode erreicht man einen großen thermischen Brennfleck, der die Belastbarkeit bestimmt, und einen verkleinerten optisch wirksamen Brennfleck, der für die Abbildungsschärfe verantwortlich ist. Abbildung 4.11 verdeutlicht den Zusammenhang zwischen dem Neigungswinkel der Anode, dem thermisch und dem optisch wirksamen Brennfleck.

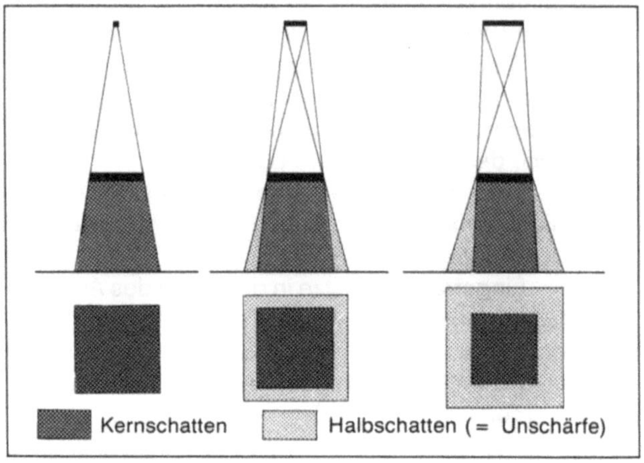

Abb. 4.10 Wirkung unterschiedl. Brennfleckgrößen

Die Belastbarkeit der Röhre ist daher abhängig von der sich durch den jeweiligen Neigungswinkel ergebenden thermisch wirksamen Fläche des Brennflecks auf der Anode: je kleiner der Brennfleck, desto geringer die Belastbarkeit.

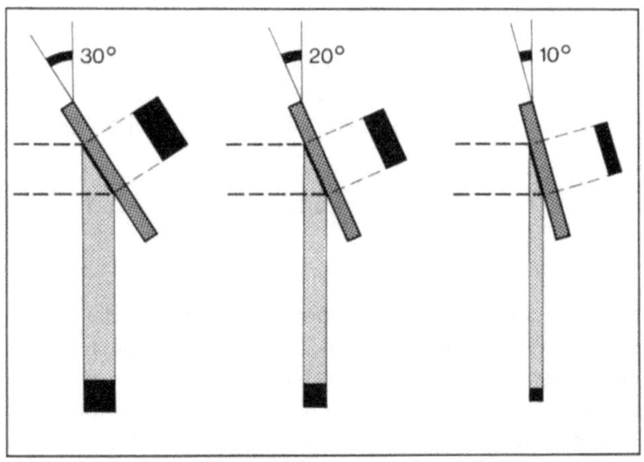

Abb. 4.11 Brennfleckgröße u. Anodenneigungswinkel

Je nach Aufbau der Röntgenröhre mit einer, zwei oder drei Kathoden entstehen auf der Drehanode ein oder mehrere Brennflecke unterschiedlicher Größe. Die Umschaltung erfolgt durch Heizung der entsprechenden Kathode.

Bei fahrbaren Röntgen-Aufnahmegeräten werden Drehanoden mit nur einem Brennfleck verwendet.

Neigungswinkel
Der Neigungswinkel der Anode bestimmt das Verhältnis vom optisch zum thermisch wirksamen (wahren) Brennfleck auf der Anodenfläche (s. o.). Je geringer der Neigungswinkel, desto größer ist die bestrahlte Anodenfläche im Verhältnis zum optischen Brennfleck. Dadurch kann die Anode thermisch stärker belastet werden, ihre Haltbarkeit steigt (vgl. Abb. 4.12).

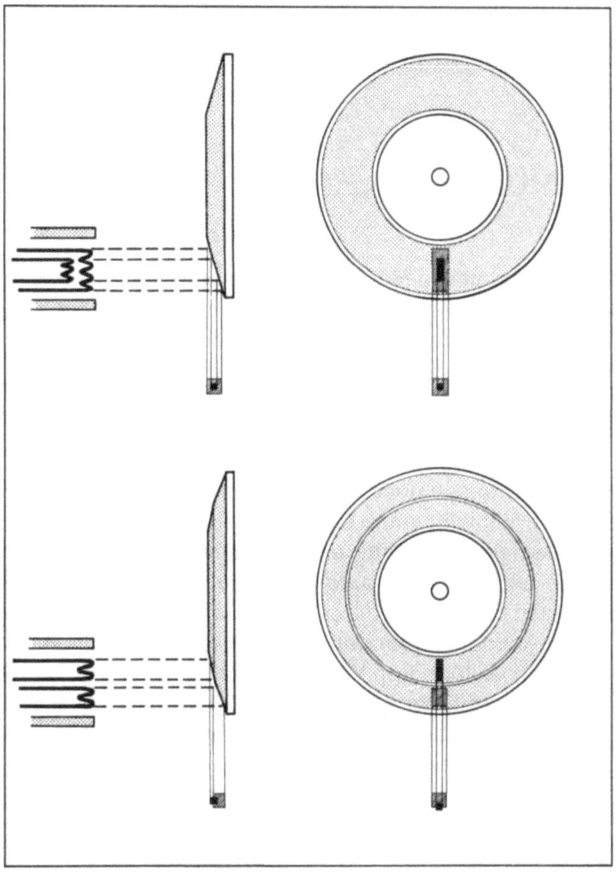

Abb. 4.12 Anordnung der Brennfleckbahnen bei Doppelfokusröhren

Vom Neigungswinkel der Anode hängt jedoch auch die Energieflußdichte der Röntgenstrahlung ab, die nicht gleichmäßig über den gesamten Nutzstrahlungskegel verteilt ist: Je kleiner der Neigungswinkel, desto größer ist der Abfall der Dosisleistung an der Anodenseite. Diese Wirkung wird als Heel-Effekt bezeichnet (Abb. 4.13).

Eingangsnennleistung
Die höchstzulässige konstante Eingangsnennleistung P_{nenn} ergibt sich aus der maximalen thermischen Belastbarkeit der Anode.[5]

Diese Kurzzeit-Nennleistung (in kW) wird bei Festanoden für eine Einzelbelastung von 1 Sek., bei Drehanoden von 0,1 Sek. festgelegt und darf nicht überschritten werden.

Aus dem Nomogramm[6] einer Röntgenröhre ist ersichtlich, daß man bei hoher Spannung (harte Strahlung) einen kleinen Strom, bei niedriger Spannung (weiche Strahlung) einen größeren Strom wählt, um die maximale Leistungsfähigkeit der Röntgenröhre ausnutzen zu können (vgl. Abb. 4.14).

Gittersteuerung
Durch Anwendung gittergesteuerter Röntgenröhren wird der Energiefluß abgebrochen, bevor der Bereich der langwelligen, hautbelastenden Strahlen wirksam wird.

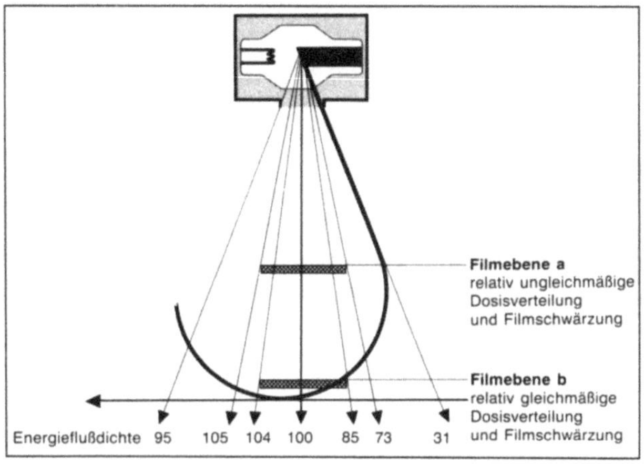

Abb. 4.13 Heel-Effekt

Zwischen Kathode und Anode der gittergesteuerten Röntgenröhren ist ein Gitter als 3. Elektrode in die Vakuumröhre eingeschmolzen (Triode). Die Steuereigenschaft des Gitters beruht auf der Gitterspannung. Eine negative Gitterspannung wirkt der Anodenspannung entgegen und verkleinert damit den Anodenstrom so weit, daß trotz angelegter Anodenspannung in der Elektrodenröhre fast kein Strom mehr fließt.

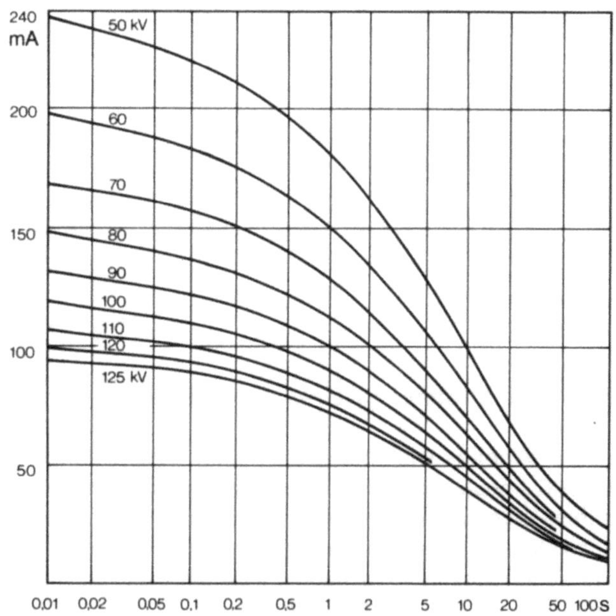

Abb. 4.14 Röhrennomogramm

5 vgl. DIN 6822: $P = \frac{U \cdot I}{1000} \cdot f$ [kW]

6 In einem Röhrennomogramm wird der Zusammenhang von Schaltzeit, Röhrenspannung und Röhrenstrom dargestellt.

4.3.4 Wärmespeicherfähigkeit

Die Wärmespeicherfähigkeit eines Röntgenstrahlers ist die maximal zulässige Wärmeenergie in Joule[7], die der Strahler ohne Schäden für die Röntgenröhre für längere Einzelbelastungen aufweisen darf.[8]

Die maximal zulässige Wärmeenergie entspricht der höchstzulässigen Temperatur des Röntgenstrahlers bei einer Umgebungstemperatur zwischen 20 und 25 °C.

In die Angaben zur Wärmespeicherfähigkeit des Röntgenstrahlers ist die Wärmeabgabe der Glühkathode, bei Drehanodenröhren auch die des Stators, einbezogen.

Die in einem Röntgenstrahler gespeicherte Wärmeenergie ist proportional zu dem Produkt aus der Masse des Röntgenstrahlers und der Temperaturdifferenz vor und nach der Belastung. Da beim Auftreffen der auf hohe Geschwindigkeiten beschleunigten Elektronen auf die Anoden die zugeführte elektrische Energie zu fast 99 % in Wärme umgewandelt wird (vgl. Kap. 6), kann die der Anode zugeführte Wärmeenergie der zugeführten elektrischen gleichgesetzt werden:

$$E_{Wärme} = E_{Strom} = U \times I \times t$$

Die Anode gibt diese Wärme zur Kühlung an das Röhrenschutzgehäuse mit seiner Ölfüllung ab, von wo die aufgenommene Wärme an die Umgebungsluft abgestrahlt wird (zur Erwärmung eines Röntgenstrahlers vgl. Abb. 4.15).

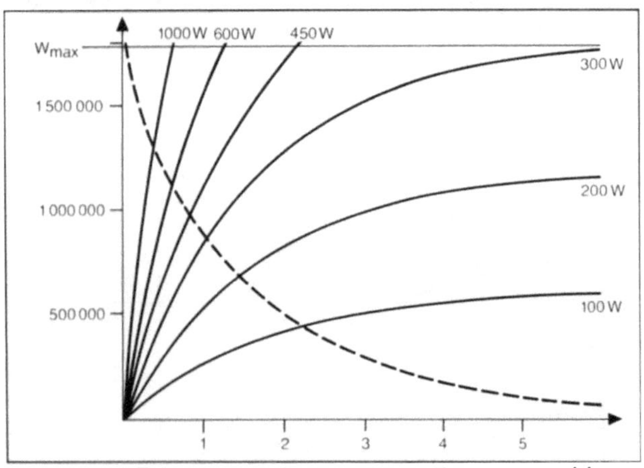

Abb. 4.15 Erwärmungskurven eines Röntgenstrahlers

Eine Wärmespeicherfähigkeit von beispielsweise 60 000 J besagt, daß der Röntgenstrahler bei einer Aufnahmespannung von 100 kV und einem Aufnahmestrom von 300 mA, ohne Berücksichtigung der Kühlung bzw. der Wärmeabstrahlung, nach 2 Sek. die maximal zulässige Temperatur erreicht hätte.

7 1 Joule (J) = 1 Ws = 0,239 cal (alte Einheit); die Wärmespeicherfähigkeit wird noch häufig in Heat Units (HU) angegeben; zur SI-Einheit Joule (J) gilt folgende Beziehung: 1 HU = 0,75 J (vgl. Angang I).

8 DIN 6 863 T. 1

Entsprechend DIN 6 863 T. 1 sind die für unterschiedliche Belastungen geltenden Erwärmungs- bzw. Abkühlungskennlinien als Kurvenschar anzugeben. Aus diesen Nomogrammen kann die Belastbarkeit der Röhre bei wechselnden Belastungen pro Periode abgeschätzt werden. Je größer die Wärmespeicherfähigkeit, desto größer ist die Belastungsreserve der Röhre, was allerdings für die fahrbaren Röntgen-Aufnahmegeräte von geringer Bedeutung ist, da zwischen den einzelnen Aufnahmen ohnehin einige Zeit vergeht, so daß die Röhre zumeist hinreichend abkühlen kann.

4.3.5 Überlastungsschutz

Die Temperatur eines Röntgenstrahlers sollte mit Hilfe eines eingebauten Systems überwacht werden können, indem thermische oder optische Sensoren die Anodentemperatur erfassen.

Es lassen sich grundsätzlich optische und/oder akustische Warnzeichen von Abschaltautomatiken unterscheiden.

Die Anzeigen geben mit oder ohne Warnsignal lediglich den Hinweis, wann eine Überschreitung der zulässigen Betriebstemperatur und damit eine Gefährdung für Röhre und Gehäuse auftritt. Bei aufwendigeren Systemen wird die von einem optischen Sensor registrierte kritische Anodentemperatur am Bedienpult zusammen mit der noch verfügbaren Wärmekapazität angezeigt.

Demgegenüber blockieren Abschaltautomatiken bei Überschreiten bestimmter Temperaturwerte den weiteren Betrieb des Röntgenstrahlers. Ein Überlastungsschutz ohne Warnanzeige lediglich mit Abschaltautomatik ist nicht zu empfehlen, da es unter Umständen nach dem Abschalten mehrere Minuten dauern kann, bis die Strahlung wieder freigegeben wird.

Durch die Einführung mikroprozessor-gesteuerter Generatoren eröffnen sich neue Möglichkeiten für den Überlastungsschutz. Anhand der Röhrenkennlinie wird bei diesen Systemen automatisch die Röhrenbelastung berechnet, die Röhrenleistung reduziert oder der Aufnahmebetrieb unterbrochen.

Angaben zu Art und Eingriff des Überlastungsschutzes sind in den Begleitpapieren zu vermerken.

4.3.6 Filter

Filter sollen in erster Linie den Patienten gegen Strahlenschäden schützen. Die Strahlung wird vor dem Auftreffen auf den Patienten von den weichen Anteilen befreit, die wegen der geringen Durchdringungsfähigkeit zur Bildgebung nicht beitragen können, wohl aber die Patientenoberfläche in hohem Maße belasten. Die Filterung wird als Kennwert in mm Al angegeben.

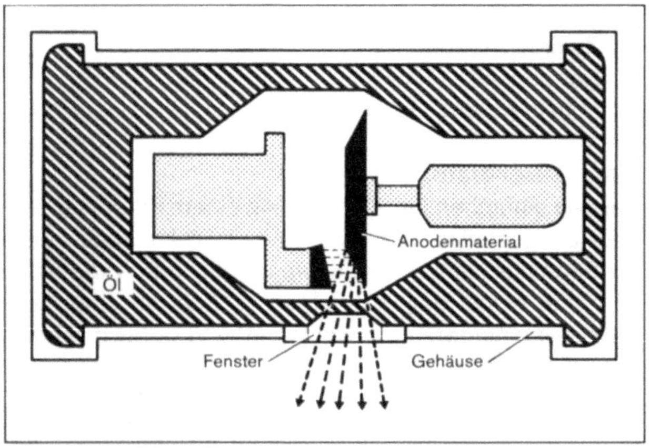

Abb. 4.16 Eigenfilter eines Röntgenstrahlers

Das Gesamtfilter besteht aus Eigen- und Zusatzfilter. Das Eigenfilter (Abb. 4.16) umfaßt die Schwächung der Strahlen durch:

- Anodenmaterial
- Röhrenwandungen
- Fenster im Röhrenschutzgehäuse
- Öl im Schutzgehäuse

Zusatzfilter dienen der weiteren Aufhärtung der Strahlung. So empfiehlt z. B. die Strahlenschutzkommission eine Gesamtfilterung von mindestens 2 mm Al bei niedriger Spannung (60-90 kV).

4.3.7 Blenden

Blenden werden in der Röntgendiagnostik zur Begrenzung des Nutzstrahlenbündels und in Verbindung mit einem Lichtvisier als Einstellhilfe zur Festlegung des Zentralstrahls eingesetzt.

Man unterscheidet einstellbare und feste Blenden. Handelt es sich um einstellbare Systeme, wie z. B. der Doppelschlitz- oder der Tiefenblende, werden standardisierte Filmformate verwendet.

Doppelschlitzblenden bestehen aus 4 Bleiplatten, die paarweise gegeneinander beweglich sind (Abb. 4.17).

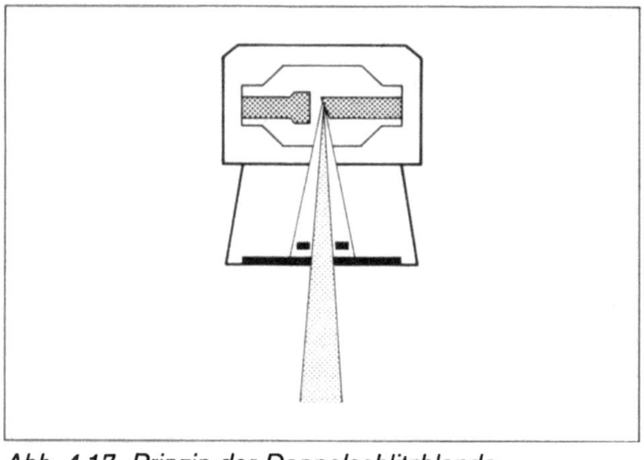

Abb. 4.17 Prinzip der Doppelschlitzblende

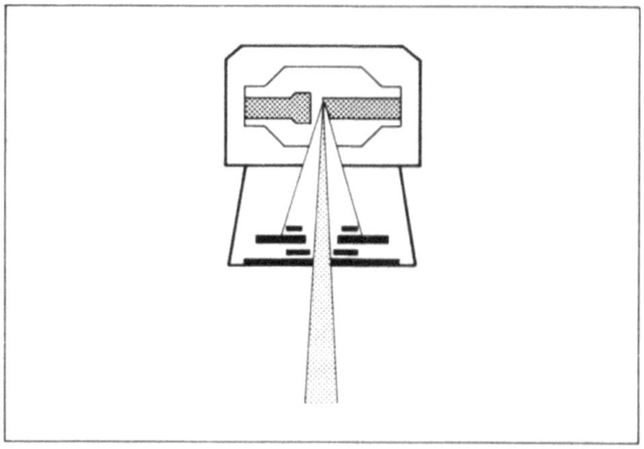

Abb. 4.18 Prinzip der Tiefenblende

Tiefenblenden bestehen aus mehreren hintereinandergeschalteten Blendensystemen (Abb. 4.18).

Bei festen Blenden, z. B. dem Tubus, müssen der Abstand und das Filmformat angegeben werden, da der eingeblendete Bildbereich vorgegeben ist (Abb. 4.19).

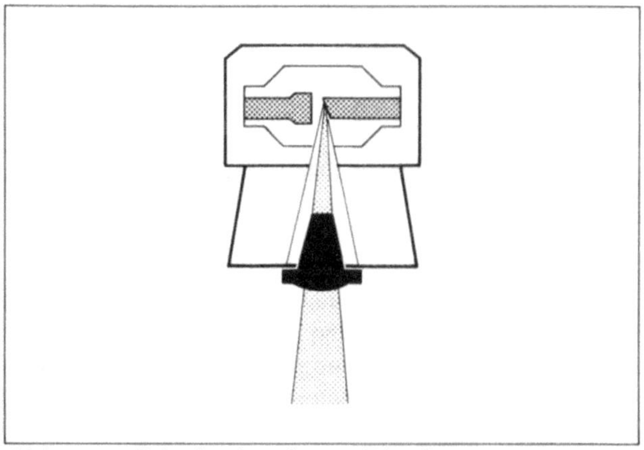

Abb. 4.19 Prinzip einer festen Blende

Röntgengeräte sind in der Regel mit einem Lichtvisier ausgestattet, mit dem die Begrenzung des Strahlenbündels durch Licht sichtbar gemacht werden kann, um den jeweiligen Objektbereich einzustellen (Abb. 4.20).

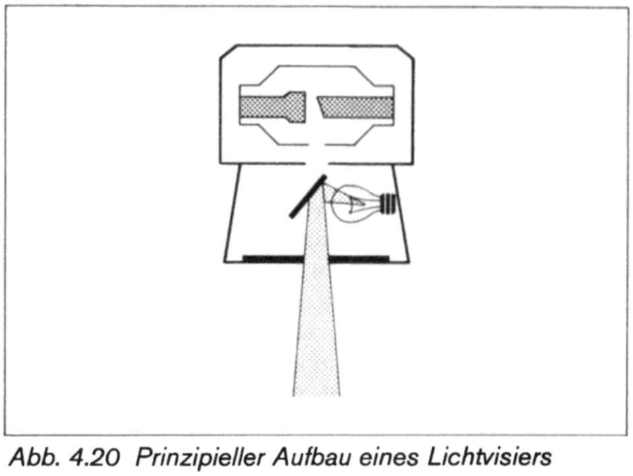

Abb. 4.20 Prinzipieller Aufbau eines Lichtvisiers

4.4 Generator

Der Generator (Abb. 4.21) liefert die zum Betrieb der Röntgenröhre erforderlichen Betriebsspannungen:

- Kathodenheizspannung (bis max. 20 V)
- Hochspannung (bis max. 133 kV)

Die Netzspannung (220 V, 50 Hz) wird durch den Generator auf die benötigte Hochspannung hochtransformiert.

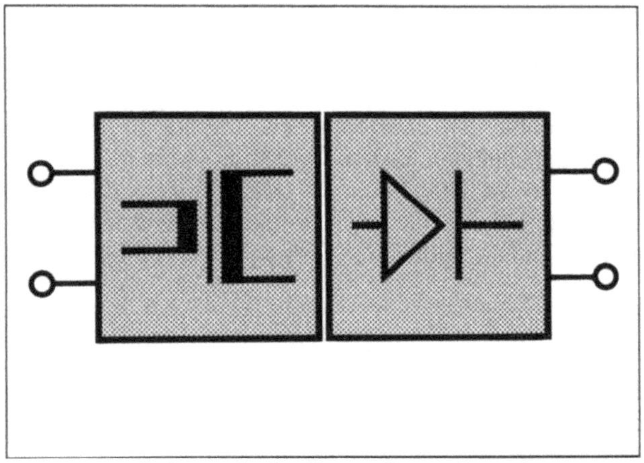

Abb. 4.21 Schematische Darstellung eines Generators

Spannungsform, maximale Betriebsspannung, maximaler Betriebsstrom und Einschaltautomatiken bilden die wichtigsten Unterscheidungsmerkmale der Generatoren. Die Erzeugung der Niedervolt-Heizspannung durch entsprechende Transformatoren stellt in der Regel kein Problem dar.

Während die obenerwähnten Einkessel-Generatoren den Hochspannungserzeuger und die Röntgenröhre in einem gemeinsamen Schutzgehäuse integrieren, verfügen die sogenannten Kabelgeneratoren über getrennte Baueinheiten.

4.4.1 Spannung/Spannungsform

Zur Erzeugung der Bremsstrahlung mit hinreichendem Wirkungsgrad benötigt die Röntgenröhre in Abhängigkeit vom jeweiligen Anodenmaterial eine bestimmte Hochspannung; dabei wäre es für eine maximale Strahlenausbeute ideal, wenn der Anode über den gesamten Belichtungszeitraum eine konstante Gleichspannung zur Verfügung stünde.

Entsprechend den verschiedenen Varianten zur Erzeugung der Hochspannung und der Spannungsform werden in Anlehnung an DIN 6 814, Bl. 6 folgende Arten von Generatoren für fahrbare Röntgen-Aufnahmegeräte unterschieden:

- Einpuls-Generator
- Zweipuls-Generator
- Kondensator-Generator
- Mittelfrequenz-Generator

Einpuls-Generator
Bei den einfachen Geräten, die mit einem Einpuls-Generator ausgestattet sind, wird die mit 50 Hz angebotene hochtransformierte Wechselspannung durch die Röntgenröhre selbst gleichgerichtet, so daß nur eine Halbwelle der sinusförmigen Netzspannung genutzt werden kann (vgl. Abb. 4.22).

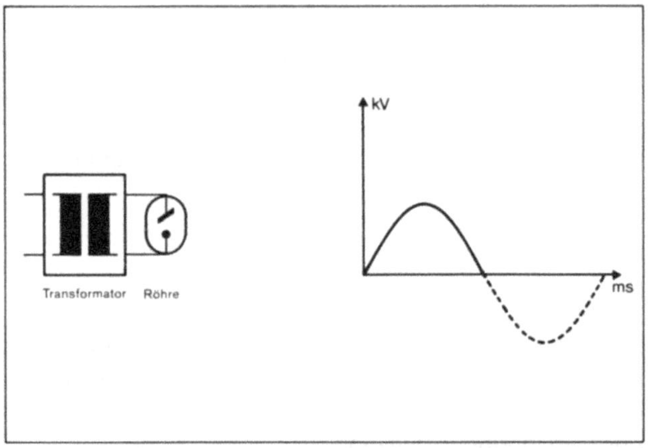

Abb. 4.22 Schaltbild und Spannungsform eines Einpuls-Gerätes

Als Einkesselapparate, bei denen Röhre und Generator gemeinsam im Strahlergehäuse integriert sind, sind die Einpuls-Generatoren eine einfache und preiswerte Variante fahrbarer Aufnahmegeräte, die besonders in der Dentalpraxis Anwendung findet.

Die Ausbeute an Röntgenstrahlen beim Einpuls-Generator ist im Verhältnis zur Leistungsaufnahme jedoch schlecht, d. h., der Patient und die Röntgenröhre werden mit nicht nutzbarer Energie belastet, ohne daß man dabei entsprechende Bildqualitäten erreicht (vgl. Kap. 6.2).

Zwischen den positiven Halbwellen geht die Spannung über Null auf das Gegenpotential gleicher Höhe (vgl. Abb. 4.22), wobei bei glühender Anode die Gefahr der Rückzündung besteht, was die Kathode und damit die Röhre zerstört.

Bedingt durch die schlechte Ausbeute an Röntgenstrahlen ist die Aufnahmezeit doppelt so lang wie bei einem Zweipuls-Generator, so daß man diese Art von Hochspannungsversorgung nur noch bei sehr wenigen (Einfach-)Geräten, wie eben den preiswerten Fahrstrahlerstativen, verwendet.

Zweipuls-Generator
Bei den Zweipuls-Generatoren wird durch vier Gleichrichter (Graetz-Brückenschaltung) auch die zweite Halbwelle zur Strahlungserzeugung genutzt (vgl. Abb. 4.23).

Die Aufnahmezeit und die erforderliche Strahlendosis werden im Vergleich zum Einpuls-Gerät auf die Hälfte

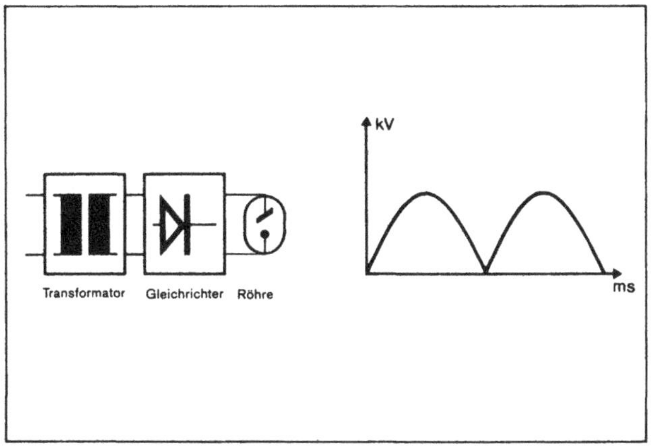

Abb. 4.23 Schaltbild und Spannungsform eines Zweipulsgerätes

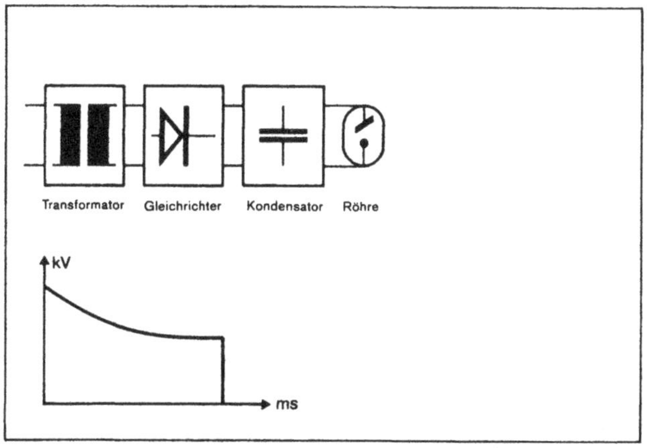

Abb. 4.24 Schaltbild und Spannungsform des Kondensator-Gerätes

reduziert; allerdings sinkt die Spannung auch hier zwischen den Halbwellen auf 0 V, so daß die Ausbeute an nutzbaren Röntgenstrahlen auch bei dieser Variante der in fahrbaren Aufnahmegeräten verwendeten Generatoren gering ist.

Kondensator-Generator

Kondensator-Generatoren arbeiten mit einem parallel zur Röntgenröhre geschalteten Hochspannungskondensator, der die für die Aufnahme benötigte Energie während des Ladevorgangs abspeichert und bei Bedarf kurzzeitige Spitzenleistungen zur Verfügung stellen kann (vgl. Abb. 4.24).

Dadurch eignet sich der Kondensator-Generator zur Verbesserung der Aufnahmequalität mobiler Röntgengeräte, weil er auch am Stromnetz mit relativ geringer Leistungsaufnahme eine optimale Stromversorgung der Röhre gewährleistet.

Die Kapazität des Kondensators bestimmt den Spannungsabfall während der Aufnahme (Zeitkonstante). Bemißt man den Kondensator so, daß der Spannungsabfall während einer Aufnahme mit Spitzenbelastung weniger als 20 % beträgt, ist die Spannung des Generators hinsichtlich ihrer Welligkeit[9] besser als bei den beschriebenen Zweipuls-Generatoren.

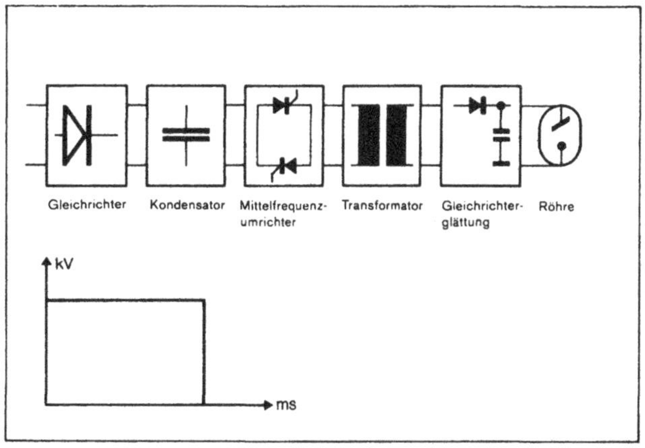

Abb. 4.25 Schaltbild und Spannungsform eines Mittelfrequenzgerätes mit Primärkondensator

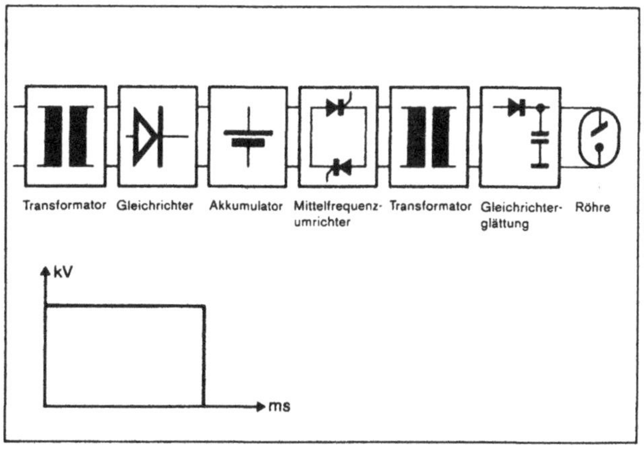

Abb. 4.26 Schaltbild und Spannungsform eines Mittelfrequenzgerätes mit Akkumulator

Bei gleichen Anschlußwerten stellt der Kondensator-Generator der Röhre also eine höhere Leistung zur Verfügung als die Ein- und Zweipulsgeneratoren.

Mittelfrequenz- Generator

Mittelfrequenz- oder auch Multipuls-Generatoren verfügen über Kondensatoren oder Akkumulatoren zur Energiespeicherung.

Mittelfrequenz-Generatoren mit Kondensatoren laden einen Primärkondensator mit gleichgerichteter Netzspannung auf. Diese Gleichspannung wird nach dem Prinzip der Thyristor-Umrichter-Technik mit einer Frequenz von einigen kHz auf die gewünschte Hochspannung umgerichtet und nach weiterer Gleichrichtung und Glättung der Röhre zugeführt.

Während des Betriebes müssen diese Geräte mit dem Stromnetz verbunden sein, um den Primärkondensator laufend nachzuladen (vgl. Abb. 4.25).

Mittelfrequenz-Generatoren mit eingebauten Akkumulatoren hingegen laden einen Akku mit heruntertransformierter und gleichgerichteter Netzspannung auf; aus

9 Die Welligkeit, hier das Maß für die Qualität der erzeugten Anodenspannung, ist die periodische Schwankung zwischen dem Minimal- und Maximalwert einer Spannung ohne Vorzeichenumkehr; beim Ein- und Zweipuls-Generator beträgt die Welligkeit beispielsweise 100 %, bei einem Sechspuls-Generator etwa, wie er in der Röntgendurchleuchtung Verwendung findet, lediglich 14 %.

dieser Gleichspannung wird wie bei den Kondensator-Generatoren die benötigte Hochspannung erzeugt (vgl. Abb. 4.26).

Mittelfrequenz-Generatoren mit eingebauten Akkus haben neben der z. T. größeren Leistung gegenüber den mit Kondensatoren ausgerüsteten Spannungserzeugern den Vorteil, daß sie nach Aufladung des Akkus einen netzunabhängigen Betrieb entsprechend der Kapazität des Akkus ermöglichen.

Die Strahlenausbeute der Mittelfrequenz-Generatoren ist im Vergleich zu den Zweipuls-Generatoren um ca. 60 % höher.

Außerdem sind zumeist relativ kleine und leichte Transformatoren für die Stromversorgung ausreichend.

4.4.2 Betriebsspannung

Die Angaben zur Betriebsspannung beziehen sich auf den Regelbereich der Spitzenspannung, unabhängig von der Spannungsform. Die einzustellende Betriebsspannung ist von der Dicke des zu durchstrahlenden Objekts

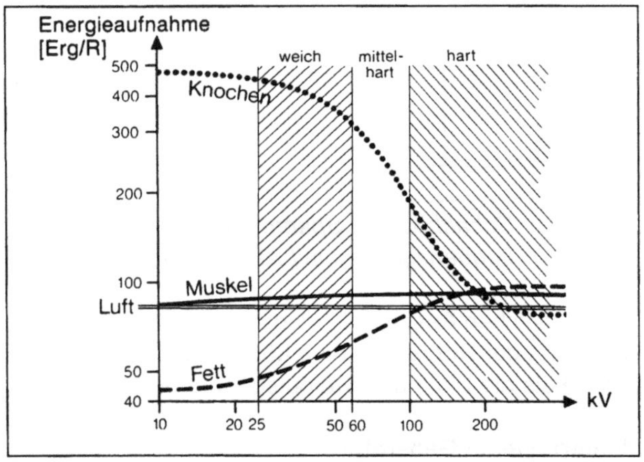

Abb. 4.27 Unterschiedliche Absorption von Knochen, Fett und Muskeln

abhängig; bei menschlichem Gewebe rechnet man mit durchschnittlich 10 kV pro 4 cm Gewebe.

Bei niedriger Betriebsspannung ist die Schwächung der Röntgenstrahlung durch Knochen im Unterschied zur Schwächung durch das umliegende Gewebe relativ groß (Abb. 4.27), so daß ein guter Kontrast erzielt wird (vgl. Kap. 6.2).

Die Angaben der vergleichenden Geräteübersichten in Kapitel 5 beziehen sich jeweils auf den manuellen Einstellungsbereich.

Es ist zu beachten, daß die Betriebsspannung des Generators die zulässige Nennspannung des verwendeten Röntgenstrahlers nicht übersteigen darf (vgl. Kap. 4.3.2).

4.4.3 Betriebsstrom

Zur Erzeugung eines Röntgenschattenbildes ist bei vorgewählter Betriebsspannung (Strahlungsqualität) eine bestimmte Strahlenintensität erforderlich. Die Filmschwärzung ist bei jeweils vorgegebenen Betriebsspannungen proportional zum Betriebsstrom.

Die Einstellbarkeit des Betriebsstromes bietet daher die Möglichkeit, die optimale Strahlendosis bei möglichst geringer Patientenbelastung und ausreichender Filmschwärzung zu wählen.

Aus den Begleitpapieren muß die maximale Kurzzeit-Nennleistung des Gerätes ersichtlich sein. Dabei handelt es sich um das maximal zulässige Produkt von Zeit, Betriebsspannung und Betriebsstrom, das am Bedienpult des Generators ohne Schäden für den Röntgenstrahler eingeschaltet werden darf.

4.4.4 mAs-Bereich

Strahlenenergie, Dosisleistung und Dosis müssen dem jeweiligen Anwendungszweck entsprechend durch Röhrenspannung (kV), Röhrenstrom (mA) und Einschaltzeit (s) eingestellt werden.

Röhrenstrom und Einschaltzeit (Belichtungszeit) werden als Strom-Zeit-Produkt aus Gründen der Bedienungsvereinfachung zusammengefaßt (mAs-Produkt) und z. T. durch eine Belichtungsautomatik automatisch mit Hilfe bestimmter Schaltelemente, wie dem mAs-Integrator, eingestellt. Keines des in diesem Bericht vorgestellten fahrbaren Röntgen-Aufnahmegeräte ist mit einer Belichtungsautomatik ausgerüstet, so daß das mAs-Produkt manuell eingestellt werden muß.

Die Größe des einzustellenden Bereiches variiert je nach Hersteller zwischen 0,5 und 200 mAs.

5
Vergleichende Übersicht der Gerätedaten

In den folgenden Tabellen sind die schriftlich bestätigten Herstellerangaben für die technischen Kennwerte der wesentlichen Komponenten von fahrbaren Röntgen-Aufnahmegeräten aufgelistet.

Erläuterungen zu den einzelnen Parametern wurden in Kapitel 4 gegeben. Mit den tabellarischen Übersichten wird versucht, die fahrbaren Röntgen-Aufnahmegeräte unterschiedlicher Hersteller anhand eines einheitlichen Parameterprofils zu vergleichen (Standard-Produktinformation).

Soweit trotz Rücksprache mit den Herstellern oder ihren Vertriebsfirmen vor Redaktionsschluß keine Angaben zu erhalten waren, ist dies ausdrücklich vermerkt.

Die Gliederung der tabellarischen Übersicht folgt der Aufteilung der Marktübersicht in Röntgen-Aufnahmegeräte bis 2 und ab 12 kW Leistung.

Der vorliegende Band ist der zweite, umfassende Bericht des tkb über das Marktangebot medizintechnischer Geräte der Radiologie.[10] Weitere Entscheidungshilfen zur Anschaffung von Röntgentechnik sind geplant.[11]

10 bereits erschienen: Band 8 der Schriftenreihe "Medizintechnik im Krankenhaus", der über 8 fahrbare und 8 fest installierte (chirurgische) Röntgen-Durchleuchtungsgeräte informiert, Carl Heymanns Verlag, Köln/Berlin, 1983

11 Eine Übersicht über das Marktangebot an Röntgenröhren und -generatoren für stationäre Röntgenarbeitsplätze ist in Vorbereitung.

Gerätedaten

Fahrbare Röntgen-Aufnahmegeräte		Physia Elinax 90/20 mit Portagraphix 2	Siemens Nanodor 1	Physia Elinax 90/20 mit FS 70	Siemens Nanodor 2
GESAMTGERÄT					
Antriebsart		manuell	manuell	manuell	manuell
Netzanschluß		einphasig	o. A.	einphasig	o. A.
Spannung	V	220/260	220	220/260	110/220
Frequenz	Hz	50/60	50/60	50	50/60
Sicherung	A	10	10	10	10
Netzwiderstand	Ohm	0,22	1,0	0,22	0,6
Leistung	kVA	2,46	2,0	2,46	2,0
Anschlußwert bei		Aufnahme	Aufnahme	Aufnahme	Aufnahme
Netzangleich	%	+/-10 manuell	ohne	+/-10 manuell	-15 +10 stufenweise
Abmessungen	BxHxT mm	700x1900x800	685x1760x1995	800x1850x800	685x1760x1095
Gewicht	kg	44,8	45,5	74,8	64,5
Kassettenfach		nein	nein	nein	nein
Anzahl Kassetten	max.	-	-	-	-
Abmessung Kassetten	cm	-	-	-	-
Batterien	V/Ah	-	-	-	-
Batteriewartung		-	-	-	-
Batterieladedauer	h	-	-	-	-
Steigfähigkeit	%	-	-	-	-
Wendekreis	mm	-	-	-	-
Länge Auslösekabel	m	o. A.	o. A.	o. A.	o. A.
STATIV					
Stativart		Säule mit Längsarm	Säule mit Längsarm	Säule mit Längsarm	Säule mit Längsarm
Drehmöglichkeit Strahler	Hochachse °	+/-180	-	+/-180	-
	Längsachse°	+/-180	+/-180	+/-180	+/-180
	Querachse °	+/-180	+/-120	+/-180	+/-120
Drehmöglichkeit Arm	Hochachse °	-	-	-	-
	Längsachse°	-	-	-	-
	Querachse °	-	-	-	-
Drehmöglichkeit Säule	Hochachse °	+/-180*	+/-180*	+/-180*	+/-180*
Abstand Fokus-Fußboden	max. mm	1600	1880	1820	1880
Höhenverstellung	max. mm	1100	1880	1426	1180
Längsverstellung	max. mm	(fest)	(fest)	481	(fest)
Abstand Strahler/Säule	min./max. mm	600	700	326/707	700
RÖNTGENSTRAHLER					
Zulassungs-Nr.		He/Rö/R/5/75	BY61/75/Rö	He/Rö/R/5/75	BY61/75/Rö
Schutzgehäuse	Typ:	Elinax 90/20	1459627R7620	Elinax 90/20	1454627R7620
Röntgenröhre	Typ:	XL-85-BE	SR 75/18	XL-85-BE	SR 90/20
Gittersteuerung		nein	nein	nein	nein
Fest-/Drehanode	Upm/50 Hz	Festanode	Festanode	Festanode	Festanode
Optischer Brennfleck	mm	2,0	0.9	2,0	1,4
Anodenmaterial		Wolfram	o. A.	Wolfram	o. A.
Neigungswinkel	°	20	o. A.	20	5
Nennspannung	kV	90	75	90	90
Nennleistung	kW	1,45	1,0	1,45	1,3
Wärmespeicherfähigkeit	J	o. A.	10 000	o. A.	10 000
Überlastungsschutz		ja	ja	ja	ja
Filterung	mm Al	2,0	2,0	2,0	2,0
Blende		Doppelschlitz	Doppelschlitz	Doppelschlitz	Doppelschlitz
Lichtvisier		ja	ja	ja	ja
Format	cm	35x43	35x35,13x18,18x24, 24x30	35x43	35x35,13x18,18x24, 24x30
GENERATOR					
Spannungsform		1puls	1puls	1puls	1puls
Aufnahmespannung	max. kV	90	75	90	90
Aufnahmestrom	mA	20	18	20	20
Aufnahmeschaltzeiten	s	0-7	0,1-5	0-7	0,1-5
mAs-Bereich	mAs	140	1,8-90	140	2-100
Kondensatorladung	s/kV	-	-	-	-
Sicherheitsverschluß		-	-	-	-

* auf drehbaren Rollen

Gerätedaten

Fahrbare Röntgen-Aufnahmegeräte		C.H.F. Müller practix 21	Physia Elinos 90/40 mit FS 70	C.H.F. Müller practix 100/20	Shimadzu MD 100P-11PW
GESAMTGERÄT					
Antriebsart		manuell	manuell	manuell	manuell
Netzanschluß		einphasig	einphasig	o. A.	o. A.
Spannung	V	110/240	220/260	220	100/220
Frequenz	Hz	50/60	50/60	50	50/60
Sicherung	A	10	1,5	16	30
Netzwiderstand	Ohm	0,6	0,22	0,3	0,5
Leistung	kVA	2,0	3,3	2	3
Anschlußwert bei		Netzanschluß	Aufnahme	Aufnahme	o. A.
Netzangleich	%	+/-10	+/-10	+/-10 manuell	o. A.
Abmessungen	BxHxT mm	750x1890x1170	800x1850x800	800x1850x1073	630x1750x900
Gewicht	kg	115	88,5	95	o. A.
Kassettenfach		ja	nein	nein	nein
Anzahl Kassetten	max.	14	-	-	-
Abmessung Kassetten	cm	35x43	-	-	-
Batterien	V/Ah	-	-	-	-
Batteriewartung		-	-	-	-
Batterieladedauer	h	-	-	-	-
Steigfähigkeit	%	-	-	-	-
Wendekreis	mm	-	-	-	-
Länge Auslösekabel	m	2	o. A.	1,5	1,5
STATIV					
Stativart		Säule mit Längsarm	Säule mit Längsarm	Säule mit Längsarm	Säule mit Gelenkarm
Drehmöglichkeit Strahler	Hochachse °	+335	+/-180	-	-
	Längsachse °	-	+/-180	+/-180	o. A.
	Querachse °	+270	+/-180	+/-135	-15 +180
Drehmöglichkeit Arm	Hochachse °	-	-	-	-
	Längsachse °	-	-	-	-
	Querachse °	-	-	-	o. A.
Drehmöglichkeit Säule	Hochachse °	+/-180*	+/-180*	+/-180*	-
Abstand Fokus-Fußboden	max. mm	1 800	1 820	1 708	1 960
Höhenverstellung	max. mm	1 400		1 425	
Längsverstellung	max. mm	300	481	-	380
Abstand Strahler/Säule	min./max. mm	420/720	326/707	413/793	760/1 140
RÖNTGENSTRAHLER					
Zulassungs-Nr.		o. A.	He/Rö/R/5/75	HH 41/75 Rö	o. A.
Schutzgehäuse	Typ:	practix 21 Einkesst.	Elinos 90/20	XB 1 021	Tube-Head for 100P
Röntgenröhre	Typ:	Fo15	XO-90B-E1	XB 2 000	D-183
Gittersteuerung		ja	nein	nein	nein
Fest-/Drehanode	Upm/50Hz	Festanode	Festanode	Festanode	Festanode
Optischer Brennfleck	mm	1,5	2,0	1,8	1,8
Anodenmaterial		Wolfram-Kupfer	Wolfram	o. A.	Wolfram
Neigungswinkel	°	15	20	o. A.	20
Nennspannung	kV	100	90	100	100
Nennleistung	kW	1,5	1,9	1,6	o. A.
Wärmespeicherfähigkeit	J	240 000	o. A.	10 000	15 000
Überlastungsschutz		ja	ja	ja	o. A.
Filterung	mm Al	2,5	2,0 oder 4,0	2,0	0,7
Blende		Doppelschlitz	Doppelschlitz	Doppelschlitz	o. A.
Lichtvisier		ja	ja	ja	o. A.
Format	cm	o. A.	35x43	35x43	o. A.
GENERATOR					
Spannungsform		2puls	2puls	1puls	1puls
Aufnahmespannung	max. kV	100	90	100	100
Aufnahmestrom	mA	20	40-33	20	10; 20; 30
Aufnahmeschaltzeiten	s	0,04-5,0	0-5,5	0,04-5,0	0,1-10
mAs-Bereich	mAs	0,8-100	200	-	-
Kondensatorladung	s/kV	-	-	-	-
Sicherheitsverschluß		-	-	-	-

* auf drehbaren Rollen

Gerätedaten

Fahrbare Röntgen-Aufnahmegeräte		Siemens Renodor*	C.H.F. Müller MCD 100	Picker Cap-Mobile	CGR Koch & Sterzel Supra c 125
GESAMTGERÄT					
Antriebsart		manuell	Motor	Motor	Motor
Netzanschluß		o. A.	o. A.	o. A.	o. A.
Spannung	V	110/240	220	220	110/240
Frequenz	Hz	50/60	50	50	50/60
Sicherung	A	10	10	10	10
Netzwiderstand	Ohm	1,0	1,0	o. A.	o. A.
Leistung	kVA	1,0	10	3,7	2,0
Anschlußwert bei		Aufnahme	Kondensatorladung	Kondensatorladung	Kondensatorladung
Netzangleich	%	+/-10 manuell	automatisch	manuell	+/-10 automatisch
Abmessungen	BxHxT mm	740x1 950x1 460	700x1 930x1 020	598x1 937x1 310	630x1 900x1 160
Gewicht	kg	186	408	438	400
Kassettenfach		nein	ja	ja	ja
Anzahl Kassetten	max.	-	6	10	6
Abmessung Kassetten	cm	-	35x43	35x43	35/43
Batterien	V/Ah	-	o. A.	12/45	12/38
Batteriewartung		-	o. A.	o. A.	alle 6 Monate
Batterieladedauer	h	-	o. A.	9	o. A.
Steigfähigkeit	%	-	o. A.	12	ca. 9
Wendekreis	mm	o. A.	1 020	1 200	o. A.
Länge Auslösekabel	m	o. A.	2,0	3,0	3,0
STATIV					
Stativart		Säule mit Längsarm	Säule mit Gelenkarm	Säule mit Längsarm	Säule mit Längsarm
Drehmöglichkeit Strahler	Hochachse °	+/-100	+/-90	-	-
	Längsachse°	+/-150	+/-180	+/-180	+/-180
	Querachse °	-27 +118	+/-135	-20 +90	+/-65
Drehmöglichkeit Arm	Hochachse °	+/-105	-	-	-
	Längsachse°	-	-	-	-
	Querachse °	-	-	-	-
Drehmöglichkeit Säule	Hochachse °	-	+/180	+/-180	+/-180
Abstand Fokus-Fußboden	max. mm	1 500***	2 100	2 030	2 115
Höhenverstellung	max. mm	o. A.	1 085	1 455	o. A.
Längsverstellung	max. mm	355	o. A.	400	400
Abstand Strahler/Säule	min./max. mm	700-1 055	200/1 240	600/1 000	715/1 150
RONTGENSTRAHLER					
Zulassungs-Nr.		BY59/75/Rö	HH93/75Rö2	o. A.	o. A.
Schutzgehäuse	Typ:	o. A.	MCD 100	RG-5M01M	J 150-75 A
Röntgenröhre	Typ:	HR 55/1	DR 67	RG-5M01B	M 352 C 6
Gittersteuerung		nein	ja	ja	ja
Fest-/Drehanode	Upm/50 Hz	Festanode	2 800	2 700	3 000
Optischer Brennfleck	mm	0,15	1,5	1,0	1,2
Anodenmaterial		o. A.	o. A.	Wolfram	Wolfram
Neigungswinkel	°	o. A.	o. A.	17	o. A.
Nennspannung	kV	55	100	125	125
Nennleistung	kW	0,6	15	20	43**
Wärmespeicherfähigkeit	J	1 000	30 000	48 000	131 000
Überlastungsschutz		ja	ja	ja	ja
Filterung	mm Al	3,0	2,0	2,7	2,5
Blende		Tubus	Doppelschlitz	Tiefenblende	Tiefenblende
Lichtvisier		nein	ja	ja	ja
Format	cm	o. A.	35x43	43x43	35x43
GENERATOR					
Spannungsform		1puls	Kondensator	Kondensator	Kondensator
Aufnahmespannung	max. kV	55	100	125	125
Aufnahmestrom	mA	1	150-300	100-410	250-500
Aufnahmeschaltzeiten	s	0,1-2,0	0,04-0,25	0,002-0,5	0,002-0,2
mAs-Bereich	mAs	0,1-2,0	o. A.	1-50 / 23 Stufen	0,5-50/16 Stufen
Kondensatorladung	s/kV	-	15/100	25/125	20/125
Sicherheitsverschluß		-	ja	ja	ja

* auslaufendes Modell ** Generator 30 kW *** minimaler Abstand Fokus-Fußboden 100 mm

Gerätedaten

Fahrbare Röntgen-Aufnahmegeräte		Siemens Kondiamobil 125*	C.H.F. Müller MCD 125	CGR Koch & Sterzel Battrix	General Electric AMX-3
GESAMTGERÄT					
Antriebsart		Motor	Motor	Motor	Motor
Netzanschluß		o. A.	o. A.	o. A.	o. A.
Spannung	V	100/240	220	115/220	110/240
Frequenz	Hz	50/60	50	50/60	50/60
Sicherung	A	10/220 V	10	10	2,5/200-240 V
Netzwiderstand	Ohm	1,0	1,0	o. A.	o. A.
Leistung	kVA	2,0	20	2	0,5
Anschlußwert bei		Kondensatorladung	Kondensatorladung	Batterieladung	Batterieladung
Netzangleich	%	+10 -15 automatisch	automatisch	+/-10 automatisch	automatisch
Abmessungen	BxHxT mm	650x1 780x1 055	670x1 875x1 080	630x1 900x1 160	670x1 930x1 090
Gewicht	kg	390	450	390	367
Kassettenfach		nein	ja	ja	ja
Anzahl Kassetten	max.	-	6	6	10
Abmessung Kassetten	cm	-	35x45	35x45	35x43
Batterien	V/Ah	12/35	12/38	94/11	o. A.
Batteriewartung		o. A.	alle 6 Monate	alle 6 Monate	1 x jährlich
Batterieladedauer	h	o. A.	o. A.	6	8
Steigfähigkeit	%	9	10	9	6
Wendekreis	mm	o. A.	1 200	o. A.	1 100
Länge Auslösekabel	m	o. A.	1,5	3,0	3,0
STATIV					
Stativart		Säule mit Gelenkarm	Säule mit Gelenkarm	Säule mit Längsarm	Säule mit Längsarm
Drehmöglichkeit Strahler	Hochachse °	+/-180	+/-90	-	-
	Längsachse°	+/-180	+/-180	+/-180	+110 -10
	Querachse °	+/-90	+/-135	+45 -0	+/-180
Drehmöglichkeit Arm	Hochachse °	+/-180	-	-	-
	Längsachse°	-	-	-	-
	Querachse °	-	-	-	-
Drehmöglichkeit Säule	Hochachse °	-	+/-180	+/-180	+/-180
Abstand Fokus-Fußboden	max. mm	2 100	2 162	2 115	2 030
Höhenverstellung	max. mm	o. A.	1 130	o. A.	1 550
Längsverstellung	max. mm	o. A.	o. A.	440	380
Abstand Strahler/Säule	min./max. mm	770/1 290	250/1 175	715/1 155	610/990
RONTGENSTRAHLER					
Zulassungs-Nr.		BY 127/77 Rö	HH 41/77 Rö	o. A.	o. A.
Schutzgehäuse	Typ:	RG 125/80	4520 512 00011	J150-75 A	HRT 09 N
Röntgenröhre	Typ:	P 125/20 G	4520 512 00021	J 841	MX 75
Gittersteuerung		ja	ja	nein	nein
Fest-/Drehanode	Upm/50 Hz	2 800	2 800	3 400	2 800
Optischer Brennfleck	mm	1,0	1,5	1,0	0,75
Anodenmaterial		Wolfram	o. A.	Wolfram	Rhenium-Verbund
Neigungswinkel	°	17,5	o. A.	o. A.	15
Nennspannung	kV	125	125	125	125
Nennleistung	kW	20	20	22**	12,5
Wärmespeicherfähigkeit	J	o. A.	30 000	131 000	925 000
Überlastungsschutz		ja	ja	ja	ja
Filterung	mm Al	2,5	2,0	2,5	1,0
Blende		Doppelschlitz	Tiefenblende	Tiefenblende	Tiefenblende
Lichtvisier		ja	ja	ja	ja
Format	cm	35x43	35x43	35x43	43x43
GENERATOR					
Spannungsform		Kondensator	Kondensator	Mittelfrequenz	o. A.
Aufnahmespannung	max. kV	125	125	125	125
Aufnahmestrom	mA	175-350	160-400	85-150	100
Aufnahmeschaltzeiten	s	0,002-0,4	0,003-0,2	0,0003	0,006-3,2
mAs-Bereich	mAs	0,5-50	1; 3; 10	0,4-320	0.64-320/28 Stufen
Kondensatorladung	s/kV	10/80; 15/120	20/125	-	-
Sicherheitsverschluß		ja	ja	-	-

* auslaufendes Modell

** Generator 11 kW

Gerätedaten

Fahrbare Röntgen-Aufnahmegeräte		C.H.F. Müller mobil Diagnost	Siemens Mobilett	Siemens Mobil XR*	Shimadzu MC 125L-30
GESAMTGERÄT					
Antriebsart		Motor	manuell	Motor	Motor
Netzanschluß		ja	o. A.	o. A.	o. A.
Spannung	V	220	110/220	110/220	110/220
Frequenz	Hz	50	50/60	50/60	50/60
Sicherung	A	10	10/220 V	6	10
Netzwiderstand	Ohm	o. A.	1,0	o. A.	0,5/2
Leistung	kVA	0,8	2,0	0,5	2,0
Anschlußwert bei		o. A.	Kondensatorladung	Batterieladung	o. A.
Netzangleich	%	o. A.	+/-10 automatisch	automatisch	o. A.
Abmessungen	BxHxT mm	590x1 960x1 270	724x1 625x1 270	730x1 900x1 580	645x1 780x930
Gewicht	kg	400	230	420	400
Kassettenfach		ja	ja	ja	ja
Anzahl Kassetten	max.	10	4	10	10
Abmessung Kassetten	cm	35x43	35x43	35x43	35x43
Batterien	V/Ah	12/45	-	12/45	12/35
Batteriewartung		alle 6 Monate	-	o. A.	o. A.
Batterieladedauer	h	6	-	o. A.	o. A.
Steigfähigkeit	%	12	-	14	9
Wendekreis	mm	820	o. A.	o. A.	1 140
Länge Auslösekabel	m	3	o. A.	o. A.	o. A.
STATIV					
Stativart		Säule mit Längsarm	Säule mit Gelenkarm	Säule mit Längsarm	Säule mit Längsarm
Drehmöglichkeit Strahler	Hochachse °	+/-360	+/-55	+/-50	+/-180
	Längsachse °	-	+130 -210	+/-90	+/-180
	Querachse °	-	+90 -25	+/-90	+/-180
Drehmöglichkeit Arm	Hochachse °	-	-	-	-
	Längsachse °	-	155	-	-
	Querachse °	+90 -15	-	-	-
Drehmöglichkeit Säule	Hochachse °	+/-360	-	+/-43	-
Abstand Fokus-Fußboden	max. mm	2 030	2 085	2 400	1 950
Höhenverstellung	max. mm	1 445	2 085	2 450	o. A.
Längsverstellung	max. mm	380	-	1 600	300
Abstand Strahler/Säule	min./max. mm	620/1 000	1 000/1 000	250	780/1 080
RÖNTGENSTRAHLER					
Zulassungs-Nr.		o. A.	BY 200/79 Rö	BY 200/79 Rö	CIR. 12UG 10BN-261
Schutzgehäuse	Typ:	U-5BC-41T	o. A.	o. A.	Rx-261
Röntgenröhre	Typ:	H 7170	P 135/30 R	P 135/30 CR	1,2 UG 10 BN
Gittersteuerung		nein	nein	o. A.	ja
Fest-/Drehanode	Upm/50 Hz	3 250	8 500	8 500	2 500
Optischer Brennfleck	mm	0,75	0,8	0,8	1,2
Anodenmaterial		Re-Wo-Mo	Wolfram	Wolfram	Wolfram
Neigungswinkel	°	12	15	15	18
Nennspannung	kV	125	133	135	125
Nennleistung	kW	12,5	30	20	o. A.
Wärmespeicherfähigkeit	J	710 000	800 000	800 000	60 000
Überlastungsschutz		nein	ja	ja	ja
Filterung	mm Al	2,5	2,5	2,5	2,5
Blende		Tiefenblende	Tiefenblende	Tiefenblende	o. A.
Lichtvisier		ja	ja	o. A.	ja
Format	cm	43x43	35x43	35x43	35x43
GENERATOR					
Spannungsform		Mittelfrequenz	Mittelfrequenz	Mittelfrequenz	Kondensator
Aufnahmespannung	max. kV	125	133	133	125
Aufnahmestrom	mA	150	100-400	100-380	o. A.
Aufnahmeschaltzeiten	s	0,0026-3,2	0,003-0,4	0,001-	o. A.
mAs-Bereich	mAs	0,4-320	0,5-200	0,5-50	2-16/15 Stufen
Kondensatorladung	s/kV	-	1,0	-	20/125
Sicherheitsverschluß		-	-	-	o. A.

* auslaufendes Modell

6 Medizinische Anforderungen und physikalische Grundlagen

6.1 Medizinische Anforderungen

Die medizinischen Anforderungen an fahrbare Röntgen-Aufnahmegeräte ergeben sich aus dem Einsatz bei Patienten, für die der Transport in die Röntgenabteilung problematisch ist. Der behandelnde Arzt muß stets sorgfältig zwischen seinen Ansprüchen an die Aufnahmequalität des Röntgenbildes für den jeweiligen diagnostischen Zweck und dem möglichen Transportrisiko für den Patienten abwägen und wird nur dann die begrenzte Aufnahmequalität in Kauf nehmen, wenn es gefährlich, schwierig oder unmöglich ist, den Patienten zu den leistungsfähigen Diagnosesystemen der Röntgenabteilung zu bringen. Daher wird der Weiterentwicklung sicherer Transportsysteme für bewegungsunfähige Patienten seitens einiger Ärzte auch größere Beachtung geschenkt als der Qualtiätsverbesserung fahrbarer Röntgen-Aufnahmegeräte.

Mobile Aufnahmegeräte ermöglichen jedoch schnelle Diagnosen und verkürzen die OP-Zeiten. Sie werden insbesondere dort eingesetzt, wo die Bildqualität für einfache Verlaufskontrollen oder unkomplizierte Lokalisationsaufgaben ausreicht:

- Intensivmedizin
  Thoraxaufnahmen, Abdomen-Aufnahmen, Kontrollaufnahmen zur Lokalisation von Kathetern
- Operationssaal
  Aufnahmen zur Kontrolle der richtigen Lage operierter Knochenbereiche unter Verbänden, Skelett-, Schädel- und Beckenaufnahmen in der Unfallchirurgie und Orthopädie, intraoperative Röntgenkontrollen bei komplizierten Gallen-, Blasen- und Nierenoperationen (sofern nicht leistungsfähige Aufnahmegeräte oder moderne Bildverstärkersysteme mit Kassettenhalterungen zum Einsatz kommen)
- Unfall-/Notfallstation
- Isolierstation
- Pädiatrie

Das grundsätzliche Problem fahrbarer Aufnahmegeräte, möglichst hohe Bildqualitäten bei geringer Strahlenbelastung des Patienten zu erreichen, ohne aufgrund aufwendiger Gerätetechnik Mobilität, Handlichkeit und Einstellbarkeit der Geräte einzuschränken, ist besonders beim Einsatz auf der Intensivstation von Bedeutung:

Hier werden schwerpunktmäßig Thoraxaufnahmen zur rechtzeitigen Erkennung und Verlaufskontrolle respiratorischer Insuffizienzen (z. B. Lungenentzündung, Pneumothorax) und zur Dokumentation der exakten Lage von Kathetern angefertigt. Für diese Zwecke spielt weniger das Auflösungsvermögen des Aufnahmegerätes als vielmehr der zur Verfügung stehende Kontrastumfang eine wesentliche Rolle.

Bei Lungenaufnahmen bettlägeriger Patienten ergibt sich die Schwierigkeit, die Aufnahmeparameter und -position dergestalt zu optimieren, daß Überschattungen der Lunge durch das Knochengerüst des Brustkorbs vermieden (deshalb möglichst harte Strahlung) und eine genügende Differenzierung des Weichteilgewebes (möglichst weiche Strahlung) erzielt werden, um Verschattungen der Lunge zu erkennen; letzteres wird insbesondere bei liegenden Patienten erschwert.

Zusätzlich tritt das Problem der Bewegungsunschärfe auf, da Lungenaufnahmen bettlägeriger[12] Patienten in der Regel nicht unter Apnoebedingungen (Atemstillstand) angefertigt werden können, so daß die Organbewegungen und die Bewegungen des Brustkorbs einen weiteren Störfaktor darstellen.

So können beispielsweise durch den verminderten Luftgehalt der Lungen in der Phase der Expiration (Ausatmung) besonders über den Unterfeldern der Lunge Verschattungen entstehen, die fehlgedeutet werden.

Außerdem werden die inneren Organe bei ventral-dorsaler Durchstrahlrichtung (bauchwärts–rückwärts) und einem Fokus-Film-Abstand von meist nur 1 m vergrößert dargestellt, so daß sich eine zusätzliche Gefahr der Fehldeutung ergeben könnte, zumal sich die Organe beim Liegen leicht verlagern.

12 Die Bettlägerigkeit bedingt nicht zwingend erschwertes Luftanhalten; das zur Rede stehende Klientel ist meist a priori kurzatmig.

Deshalb ist es zur Verlaufskontrolle erforderlich, die zu verschiedenen Zeitpunkten gefertigten Aufnahmen sowohl mit den gleichen Aufnahmeparametern als auch in einer ähnlichen Aufnahmeposition durchzuführen. Dies stellt erhöhte Anforderungen an die Leichtgängigkeit und Rangierfähigkeit der Geräte sowie die Einstellbarkeit der gewünschten Aufnahmeposition.

Da zusätzlich alle derzeit auf dem deutschen Markt angebotenen fahrbaren Röntgen-Aufnahmegeräte keine Belichtungsautomatik aufweisen (jedenfalls konnten sich bisher entsprechende Gerätekonzeptionen nicht durchsetzen und wurden von den betreffenden Firmen aus dem Lieferprogramm genommen), ist die Erfahrung der die Aufnahmen durchführenden radiologischen Fachkraft (MTR) ein weiterer entscheidender Faktor für die Bildqualität: Die erforderlichen Aufnahmeparameter und gewünschte Aufnahmeposition müssen jeweils erneut abgeschätzt und eingestellt werden.

Die Krankenhauspraxis zeigt, daß die leichten Fahrstrahlerstative (max. 2 kW) mit ihrer Bedienungsfreundlichkeit gegenüber den schweren mit ihrer Leistungsfähigkeit (bis zu 30 kW) bevorzugt werden. Daher gilt bezüglich fahrbarer Röntgen-Aufnahmegeräte der Grundsatz, daß die Akzeptanz der Gerätetechnik durch das Bedienungspersonal für die Leistungsfähigkeit diagnostischer Einrichtungen entscheidend ist, und daß die beste Technik wertlos wird, wenn sie nicht adäquat genutzt wird.

Allenfalls auf intensivmedizinischen Pflegeeinheiten für Kinder ist der Einsatz fahrbarer Röntgen-Aufnahmegeräte mit einer Leistung von min. 20 kW zu empfehlen, zum einen wegen des erhöhten Strahlenschutzes, zum anderen aber auch, weil die Bewegungen von Kindern während der Aufnahme nur durch leistungsfähige Geräte mit kürzesten Belichtungszeiten ausgeglichen werden können. Aber selbst hier zeigt die Praxis, daß wegen der erschwerten Mobilität oftmals bereits beschaffte Fahrstrahlerstative dieser Leistungsklasse nicht genutzt werden und statt dessen weiterhin die leichtgängigen Geräte mit einer Leistung von max. 2 kW zum Einsatz kommen.

Bildwandlung

Ein Hauptproblem der Erzeugung diagnostisch auswertbarer Röntgenbilder besteht darin, einen optimalen Kompromiß zwischen der zur Bildwandlung erforderlichen Strahlendosis, den apparativ gegebenen Grenzen der Leistung von Generator und Strahler und möglichst kurzen Belichtungszeiten zur Vermeidung von Bewegungsunschärfen zu erzielen. Um die Absorptionsunterschiede (Kontrastumfang) der verschiedenen Strukturen (Knochen und Weichteile), die im Röntgenschattenbild dargestellt werden, auf dem Röntgenfilm sichtbar zu machen, muß mit einer ausreichenden Strahlendosis belichtet werden. Diese Größe ist definiert als Produkt aus Strom und Zeit (mAs-Produkt). Ist die erforderliche Dosis durch die Wahl einer bestimmten Film-Folien-Kombination vorgegeben, so resultiert die Belichtungszeit aus der erforderlichen Stromstärke. Je länger die Belichtungszeit ist, desto größer wird die Bewegungsunschärfe.

Andererseits ist die maximale Stromstärke durch die Leistungsgrenzen der Röntgenröhre festgelegt: sofern bei gegebener maximaler Röhrenleistung (in kW) und geforderter Strahlenqualität (festgelegt durch die kV-Zahl) die erforderliche Stromstärke (mA) nicht erzielt werden kann, bleibt dem Untersucher nur die Wahl, entweder die Belichtungszeit zu verlängern oder die Strahlenqualität durch Senken der Aufnahmespannung (kV-Zahl) zu verändern. Im ersten Fall verstärken sich die Einflüsse der Bewegungsunschärfe, im zweiten ändert sich der Kontrastumfang des Röntgenbildes (s. o.).

Insofern hat die bei fahrbaren Röntgen-Aufnahmegeräten geforderte Mobilität des Gesamtsystems entscheidenden Einfluß auf die Möglichkeiten, die Bildqualität durch Wahl geeigneter Aufnahmeparameter zu verbessern. Das Gewicht der Geräte wird im wesentlichen durch die Dimensionierung der Leistung von Röntgenröhre und Generator bestimmt. Bei der Röntgenröhre ist die Leistung durch die maximale Wärmespeicherfähigkeit begrenzt. Die mögliche Kombination aus Aufnahmespannung, Stromstärke und Belichtungszeit bei Ausnutzung der maximalen Leistung ist aus dem Röhrennomogramm ablesbar. Die maximale Röhrenleistung kann jedoch nur genutzt werden, wenn die entsprechende Spannung vom Generator bereitgestellt wird.

Ein optimaler Kompromiß zwischen geringem Gewicht und daraus folgender hoher Mobilität und der Leistungsfähigkeit der Strahler-Generator-Kombination wird von keinem der angebotenen Geräte realisiert.

Angesichts der Lücke im Marktangebot zwischen den 2 kW-Geräten mit maximal 115 kg Gesamtgewicht und den Aufnahmegeräten mit über 20 kW Leistung bei einem Gewicht ab 230 kg scheint die Entwicklung leistungsfähiger Generatoren mit geringem Gewicht für Geräte mit hoher Mobilität bei guter Aufnahmequalität keineswegs abgeschlossen.

In jedem Falle sollten Seltene-Erden-Folien verwendet werden, die mit ihrer bis zu 10fach höheren Empfindlichkeit gegenüber den Universalfolien in der Regel ausreichen, um die gewünschten kurzen Belichtungszeiten zu erzielen.

6.2 Physikalische Grundlagen

Das physikalische Grundprinzip der Röntgenaufnahme beruht auf:

- Durchstrahlung eines Patienten mit Röntgenstrahlen
- unterschiedlicher Schwächung der Röntgenstrahlen bei der Durchstrahlung
- Umwandlung der aus dem Körper austretenden Röntgenstrahlen und des als Folge der Absorptionsunterschiede auftretenden Strahlenbildes (Röntgenstrahlenrelief) in ein zu entwickelndes Bild

Bei der direkten Röntgenaufnahme entsteht ein sichtbares Bild durch Belichtung eines Films mit Röntgenstrahlen und einer anschließenden Entwicklung. Es wird der fotografische Effekt spezieller Filmemulsionen ausgenutzt, die zwischen Lumineszenz-Verstärkerfolien mit Röntgenstrahlen belichtet werden. Mit Hilfe eines

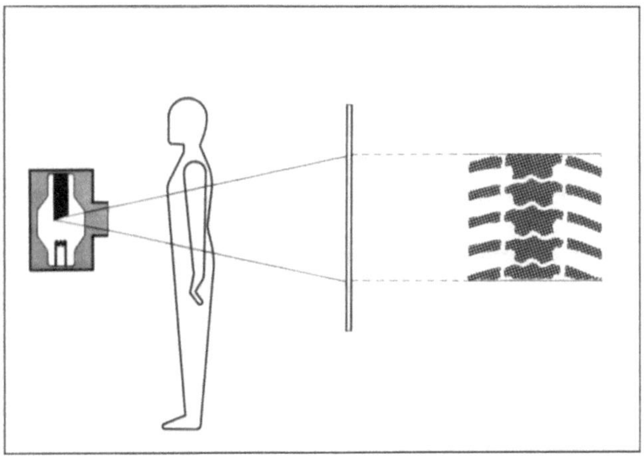

Abb. 6.1 Grundprinzip der Bilderzeugung durch Röntgenstrahlen

Betrachtungskastens wird dieses Bild diagnostisch auswertbar. Die Qualität eines Röntgenbildes ist demnach nicht nur von der technischen Realisierung des Röntgenstrahlenerzeugers abhängig, sondern auch von der Aufzeichnung dieser Strahlen auf dem Röntgenfilm, den Eigenschaften der Verstärkerfolien, der Filmentwicklung und der Qualität des Betrachtungskastens.

6.2.1 Bildqualität

Gemessen an der Leistungsfähigkeit der stationären Untersuchungsplätze in der Röntgenabteilung ist die Bildqualität fahrbarer Röntgengeräte gering. Während sie für die Anforderung der Lokalisationsdiagnostik (Lage von Kathetern, Kontrolle der Lage von behandelten Knochengebieten usw.) im allgemeinen ausreicht, liegt das zentrale Problem in der bei Lungenaufnahmen bettlägeriger Patienten erzielbaren Bildqualität.

Generell läßt sich die Bildqualität des gesamten Abbildungsystems (Erzeugung des Strahlenbildes, Aufzeichnung des Strahlenbildes, Filmentwicklung, Betrachtungskasten) durch die Parameter Auflösung, Kontrast und Bildschärfe beschreiben. Um z. B. Verschattungen der Lunge als Indikation einer beginnenden respiratorischen Insuffizienz rechtzeitig zu erkennen, muß sie kontrastmäßig eindeutig vom naheliegenden Gewebe und von anderen die Lunge z. T. überlagernden Organen abgrenzbar sein. Deshalb ist der im Röntgen-Schattenbild erzielbare Kontrastumfang der wesentliche Leistungsparameter fahrbarer Aufnahmegeräte, der seinerseits durch Auflösung und Bildschärfe beeinflußt wird.

Auflösung
Unter Auflösung eines Abbildungssystems versteht man die Eigenschaft, im Bild einzelne Teile des Objektbereichs deutlich voneinander abgegrenzt wiederzugeben. Die Auflösung ist um so besser, je feiner die Details wiedergegeben werden können. Das Auflösungsvermögen von Film-Folien-Kombinationen ist durch die Körnigkeit und Lichtstreuung von Film und Folie begrenzt.

Kontrast
Unter Kontrast bzw. Kontrastunterschieden versteht man Helligkeitsunterschiede zwischen verschiedenen Details des im Bild dargestellten Objektbereiches. Die Kontrastunterschiede werden hervorgerufen durch die unterschiedliche Schwächung der Röntgenstrahlung bei Durchgang durch das Objekt. Bei entsprechender Strahlenqualität (beeinflußt duch die Höhe der Betriebsspannung, Spannungsform und Filterung) werden unterschiedliche Objektdetails in ihrem Kontrast sichtbar.

Ein wesentlicher Faktor für den Kontrastumfang des Röntgen-Schattenbildes ist die Strahlungshärte (kV-Wert). Unterhalb von 60 kV spricht man von weicher, zwischen 60 und 100 kV von mittelharter und bei Betriebsspannungen oberhalb von 100 kV von harter Strahlung. Röntgenstrahlen bis 100 kV ergeben kontrastreichere Bilder als Röntgenstrahlen über 100 kV.

Um Organe oder Teile davon mit geringem Schwächungsvermögen deutlicher von der Umgebung unterscheiden zu können, lassen sich zusätzlich künstliche Kontrastmittel einsetzen. Abb. 6.2 verdeutlicht die Stärke der Absorption verschiedener Gewebearten in Abhängigkeit von der gewählten Betriebsspannung.

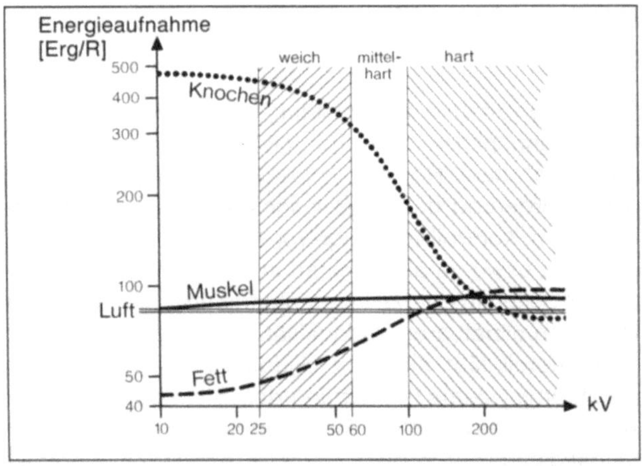

Abb. 6.2 Unterschiedliche Absorption von Knochen, Fett und Muskeln

Abb. 6.3 erlaubt einen Vergleich der unterschiedlichen Absorption (Abb. 6.2) mit der Leistungsfähigkeit verschiedener Generatortypen.

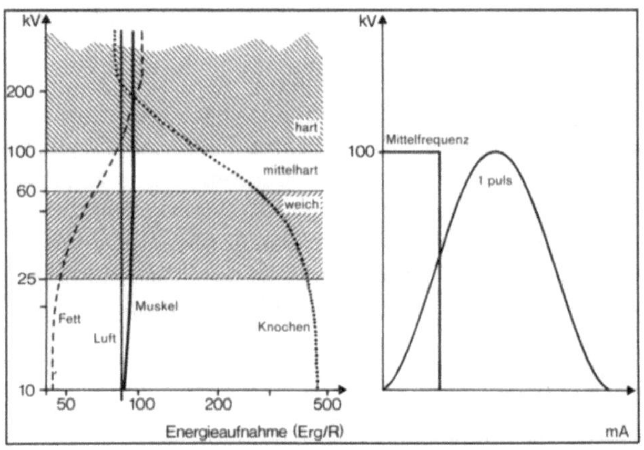

Abb. 6.3 Leistungsfähigkeit verschiedener Generatortypen

Kontrastreiche Darstellungen für die Lokalisation von Kathetern usw. mit fahrbaren Röntgen-Aufnahmegeräten stellen im allgemeinen kein Problem dar. Schwieriger ist es, eine kontrastreiche Lungenaufnahme zu erstellen. Durch die Überlagerung der Knochenstruktur des Brustkorbes werden erhöhte Anforderungen an die Gerätetechnik gestellt (z. B. Erzeugung harter Strahlen), um Verschattungen der Lunge richtig zu erkennen.

Durch Wahl der Betriebsspannung für den Röntgenstrahler können der Kontrastumfang und die Kontrastwiedergabe beeinflußt werden.

In Abhängigkeit von der jeweiligen Generatortechnik kann sich die Spannung während der Aufnahme jedoch verändern. So ist der Anteil der weichen Strahlen bei den Ein- und Zweipulsgeneratoren besonders groß.

Bildschärfe

Die Schärfe bzw. Unschärfe des in sichtbares Licht umgewandelten Röntgenstrahlenreliefs resultiert aus:

- Geometrische Unschärfe
- Unschärfe des bildgebenden Systems
- Streustrahlen
- Bewegungsunschärfe

- Geometrische Unschärfe

Die geometrische Unschärfe ist bedingt durch die Größe des Brennflecks auf der Anode der Röntgenröhre und seinem Abstand zum bildgebenden System. Sie wächst mit der Größe des Brennflecks sowie dem Fokus-Objekt- und dem Fokus-Film-Abstand.

Dies stellt insbesondere bei Aufnahmen liegender Patienten ein Problem dar, weil der maximale Fokus-Objekt-Abstand je nach Ausführung des Stativs zwischen 80 und max. 150 cm liegt.

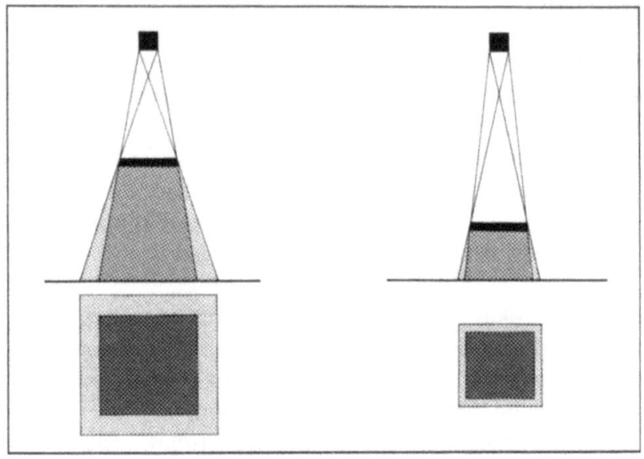

Abb. 6.4 Geometrische Unschärfe in Abhängigkeit vom Objekt-Film-Abstand

Aus Abb. 6.4 wird ersichtlich, daß der resultierende Halbschatten für die Unschärfe verantwortlich ist. Je näher das Objekt am bildgebenden System und je weiter der Fokus von beiden entfernt ist, desto kleiner ist der die Unschärfe verursachende Halbschatten bei vorgegebener Brennfleckgröße.

- Unschärfe des bildgebenden Systems

Die Unschärfe des bildgebenden Systems wird in der Hauptsache durch die in der jeweiligen Film-Folien-Kombination verwendete Verstärkerfolie bestimmt. Zusätzlich kann jedoch eine schlechte Anpassung der Folien an den Film innerhalb der lichtdicht schließenden Kassette die Unschärfe verstärken.

Wegen der langen Belichtungszeiten ist der Einsatz folienloser Filme aus Gründen des Strahlenschutzes verboten.[13] Ein Röntgenfilm kann lediglich ca. 5 % der Röntgenleistung zur Belichtung nutzen, die Verstärkerfolie dagegen wandelt ca. 95 % der Röntgenstrahlen in sichtbares Licht um. Deshalb hat die Verstärkerfolie entscheidenden Einfluß auf die Bildqualität bzw. die Belichtungszeit. Je größer die Empfindlichkeit (Verstärkung) der Folie, desto größer das Korn, z. T. auch die Schichtdicke und die damit verbundene Unschärfe.

13 Ausnahmen sind z. Z. lediglich noch bei der Mammographie und für Zahnaufnahmen zulässig, die Entwicklung geht jedoch auch hier hin zum Einsatz von Film-Folien-Kombinationen.

Die Folien werden in 5 Empfindlichkeitsstufen eingeteilt:

- sehr fein zeichnend
- fein zeichnend
- universell verwendbar
- hochverstärkend
- höchstverstärkend

Die verschiedenen Film-Folien-Kombinationen haben jeweils eine andere Empfindlichkeit und ein unterschiedliches Auflösungsvermögen. Von Stufe zu Stufe fallen Dosisbedarf und Belichtungszeit etwa um die Hälfte ihres Wertes, so daß die Film-Folien-Kombinationen entsprechend den jeweiligen Untersuchungsanforderungen gewählt werden können. Die Universalfolie ist ein Kompromiß zwischen Korngröße (Schichtdicke), Unschärfe und Empfindlichkeit. Die Firmen geben die Empfindlichkeit ihrer Folien im Verhältnis zu der von ihnen angebotenen Universalfolie (= 1) an.

Durch die Verwendung von Folien aus seltenen Erden, die gegenüber den konventionellen Calcium-Wolframat-Folien eine höhere Empfindlichkeit besitzen, kann bei annähernd gleicher Bildqualität die Aufnahmedosis vermindert und damit die Belichtungszeit verkürzt werden (Abb. 6.5). Dies ermöglicht insbesondere beim Einsatz fahrbarer Röntgen-Aufnahmegeräte, die auftretenden Bewegungsunschärfen herabzusetzen. Bei Einpulsgeräten ist z. B. eine Reduzierung der Belichtungszeit von 200 auf 80 ms möglich (vgl. Felix, S. 123).

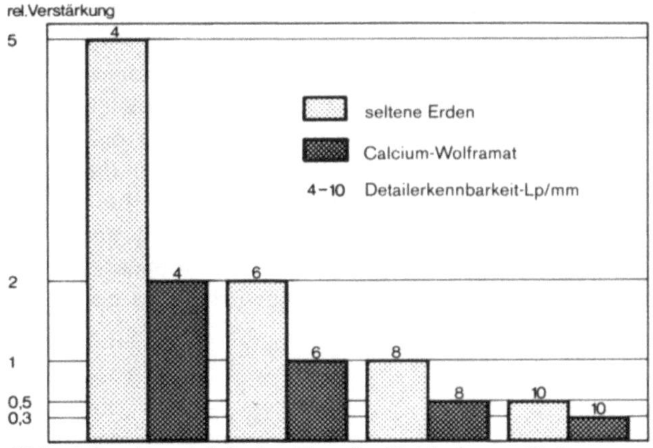

Abb. 6.5 Vergleich der Empfindlichkeit von Seltene-Erden-Folien mit Calcium-Wolframat-Folien

- Streustrahlen

Eine weitere Kontrastverringerung und schlechte Auflösung der abzubildenden Struktur ergibt sich aus den Streustrahlen. Die vom Brennfleck der Röhre ausgehenden Strahlen treffen zusammen mit den vom Patienten kommenden Streustrahlen auf denselben Punkt (vgl. Abb. 6.6). Dies führt zu einer "Verschleierung" der Aufnahmen, weil das eigentliche Röntgen-Schattenbild durch die Streustrahlen überlagert wird, was eine unerwünschte Aufhellung des Bildes bewirkt.

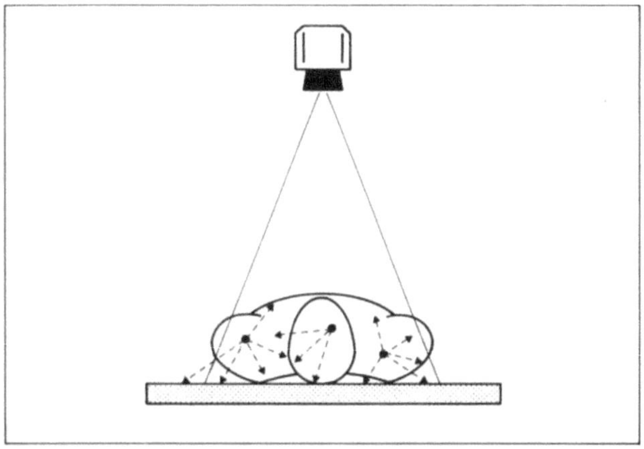

Abb. 6.6 Entstehung von Streustrahlen

Die Intensität der Streustrahlung steigt, je größer das durchstrahlte Körpervolumen, je niedriger die Dichte des durchstrahlten Stoffes und je intensiver die Röntgenstrahlung ist. Um die Einwirkung der Streustrahlen auf den Film zu reduzieren, werden folgende Techniken angewandt:

- Eingrenzung des Nutzstrahlenbündels
- Kompression des durchstrahlten Körpers
- Abstandstechnik
- Einsatz von Rastern

Beim Einsatz fahrbarer Röntgen-Aufnahmegeräte sind die Möglichkeiten der Reduzierung von Streustrahlen durch die Bewegungsunfähigkeit des Patienten und durch die fehlende mechanische Kopplung von Strahler und Kassette begrenzt; z. B. kann bei Lungenaufnahmen in der Intensivmedizin, einem der Haupteinsatzgebiete fahrbarer Röntgen-Aufnahmegeräte, das Nutzstrahlenbündel in der Regel nicht eingegrenzt werden.

Ebenso verbietet sich zumeist eine Kompression des Brustkorbs. Da Lungenaufnahmen auf Intensivstationen bei Patienten, die im Bett liegen, ventral-dorsal durchgeführt werden, kann auch die Abstandstechnik nicht angewandt werden. Deshalb muß beim Einsatz fahrbarer Röntgen-Aufnahmegeräte der Streustrahlenanteil durch Verwendung von Kassetten mit Parallelrastern unter Inkaufnahme längerer Belichtungszeiten reduziert werden (vgl. Exkurs "Streustrahlenraster").

- Bewegungsunschärfe

Ein weiteres Problem zur Erzielung einer ausreichenden Bildschärfe und guten Kontrastauflösung ergibt sich aus der Bewegungsunschärfe, da inbesondere die Bewegungen bettlägeriger, kooperationsunfähiger Patienten (z. B. Kleinkinder und Patienten der Intensivstation) sowie Organbewegungen und andere physiologische Prozesse nur schwer zu unterdrücken sind.

Die erforderlichen kurzen Belichtungszeiten sind durch den Einsatz von Folien auf der Basis von seltenen Erden zu erreichen.

Streustrahlenraster

Die am meisten verbreitete Methode zur Minderung der Streustrahlung ist die Einführung von Streustrahlenrastern zwischen Objekt und Bildumwandler. Raster bestehen aus Schlitzen, die auf den Brennfleck ausgerichtet sind und so verhindern, daß Streustrahlen vom Patienten auf den Film treffen. Streustrahlenraster bestehen aus absorbierenden, vertikal angeordneten Lamellen in gleichmäßigen Abständen. Als Absorbermaterial wird überwiegend Blei verwendet. Zwischen den Lamellen befindet sich ein möglichst strahlendurchlässiger Stoff, der dem Raster Stabilität verleiht (z. B. Papier, Preßspan, Kunststoff, Aluminium).

Man unterscheidet Fokussier- und Parallelraster, die beide als Linien- oder Kreuzraster ausgeführt sein können.

Die Flächen der absorbierenden Lamellen von Fokussier-Rastern konvergieren zu einer Linie, auf der sich der Röhrenfokus befinden muß, damit die Primärstrahlung minimal absorbiert wird und ein höchstmöglicher Kontrast erreicht werden kann (Abb. 6.7).

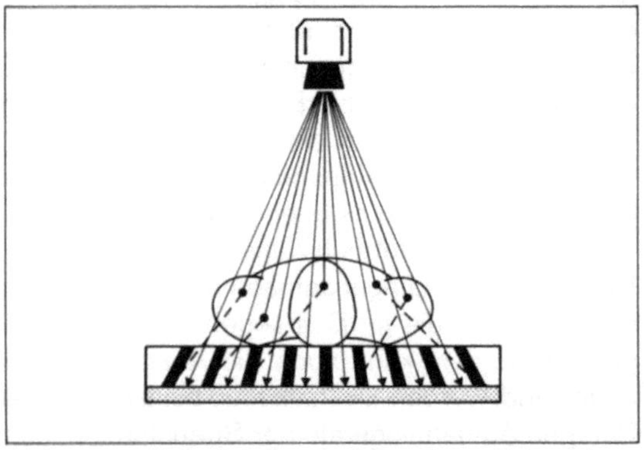

Abb. 6.7 Prinzipieller Aufbau eines Fokussierrasters

Parallelraster sind so gebaut, daß die absorbierenden Lamellen parallel zueinander liegen: der Fokussierabstand wird dabei unendlich groß (Abb. 6.8).

Parallelraster haben den Vorteil, daß eine Zentrierung der Röntgenstrahlen zum Raster hin nicht notwendig ist. Sie erweisen sich bei Aufnahmen, bei denen eine mechanische oder optische Verbindung zwischen Röntgenröhre und Raster nur schwer herstellbar ist, z. B. bei Bettaufnahmen, als vorteilhaft. Der Abstand des Rasters zum Brennfleck sollte bei fahrbaren Aufnahmegeräten zwischen 80 und 150 cm betragen.

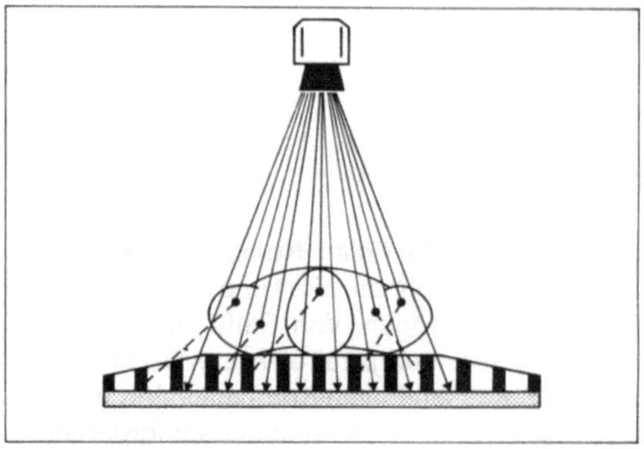

Abb. 6.8 Prinzipieller Aufbau eines Parallelrasters

Für fahrbare Röntgengeräte werden Parallelraster in Verbindung mit einer Kassette als sog. Raster-Kassette angeboten.

Neben den bisher gemachten Unterscheidungen lassen sich die Streustrahlenraster in feststehende und bewegte Raster einteilen.

Feststehende Raster werden auf den Filmen mit abgebildet. Sie werden daher zumeist nur dort eingesetzt, wo die aufwendigere Technik bewegter Raster unnötig, umständlich oder unmöglich ist, z. B. bei Bettaufnahmen, speziellen chirurgischen Aufnahmen oder bei Aufnahmen mit Gipsverbänden.

Bei der Verwendung von Streustrahlenrastern wird die Streustrahlung verringert, aber zugleich die Nutzstrahlung geschwächt. Daraus folgt, daß man die Nutzstrahlung erhöhen muß, um die gleiche Schwärzung der Aufnahme zu erreichen. Dies geschieht meist durch Verlängerung der Belichtungszeit, was jedoch bei der Abbildung von bewegten Organen zu einer Erhöhung der Bewegungsunschärfe führt.

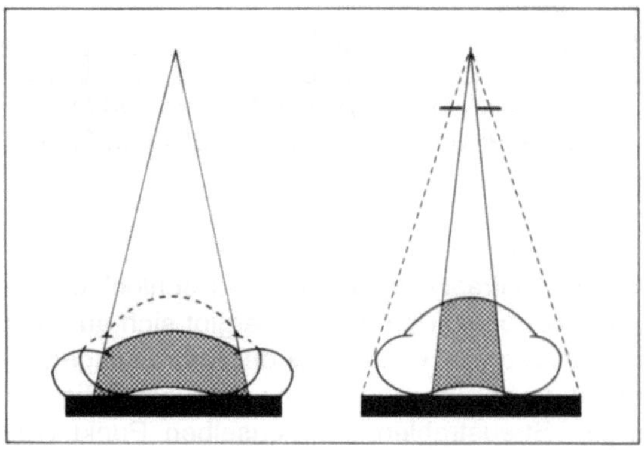

Abb. 6.9 Verminderung der Streustrahlung durch seitliche Verdrängung (links) und Feldverkleinerung (rechts)

Den Faktor für die Verlängerung der Belichtungszeit erhält man durch Multiplikation der Belichtungszeit ohne Blende mit dem Blendenfaktor (Bucky-Faktor).

Die Verlängerungsfaktoren liegen zwischen 2 und 8, je nach Feldgröße, Objektdicke, Hochspannung und Kenngröße des Rasters, sind also nicht konstant.

Die Einwirkung der Streustrahlen auf den Film läßt sich nicht nur auf der Empfängerseite (Film), sondern auch auf der Senderseite (Patient) reduzieren.

Bei der Entstehung werden Streustrahlen durch das Verkleinern des durchstrahlten Volumens, d. h. durch die Randbegrenzung am Strahlenaustritt mittels sog. Kompression oder durch Vorblenden reduziert (Abb. 6.9).

Eine Minderung der Streustrahlung erreicht man zudem durch die Abstandstechnik, d. h. der Luftraum zwischen Streukörper (Patient) und Bildwandler (Film-Folien-Kassette) wird bewußt vergrößert, um die begrenzte Reichweite der Streustrahlen auszunutzen. Der Nachteil dieses Verfahrens ist jedoch eine größere geometrische Unschärfe.

7 Sicherheitstechnische Vorschriften und bestimmungsgemäßer Gebrauch

Röntgen-Aufnahmegeräte sind komplexe medizintechnische Gerätesysteme, die die üblichen sicherheitstechnischen Anforderungen erfüllen müssen:

- Das Gerät muß sicher sein
- Der Raum muß sicher sein
- Die Anwendung muß sicher sein

Dabei liegt der Schwerpunkt auf der Gewährleistung eines möglichst optimalen Strahlenschutzes für Patient und Personal.

7.1 Vorschriften

7.1.1 Elektrische Sicherheit

Zur Gewährleistung der elektrischen Sicherheit muß besonders auf die IEC-Richtlinie 513 hingewiesen werden, die grundlegende Aspekte der Sicherheit elektrischer Einrichtungen und deren medizinische Anwendung behandelt. Sie gibt einen kurzen Überblick über die Gefahrenquellen im Umgang mit medizintechnischen Geräten und deren Vermeidung durch sicherheitsgerechte Installation, bestimmungsgemäßen Gebrauch, regelmäßige Inspektion und "sicherheitsgerechte Gestaltung" (DIN 31 000).

Darüber hinaus sind auch die VDE-Richtlinien 0 107 und 0 750 einzuhalten.

Die Netzversorgung muß den Anforderungen der Röntgenanlagen besonders hinsichtlich eines Potentialausgleichs und des richtigen Netzwiderstandes genügen (VDE 0 100, 0 750).

Die Einhaltung der in den jeweiligen VDE-Richtlinien geregelten Vorschriften für die elektrische Sicherheit kann durch regelmäßige Inspektionen gewährleistet werden (vgl. Kap. 8).

7.1.2 Mechanische Sicherheit

Zur Gewährleistung der mechanischen Sicherheit von Röntgenanlagen muß neben dem Gerätesicherheitsgesetz und der Gewerbeordnung insbesondere die DIN 6828 T. 1 und 2, "mechanische Sicherheit von Anlagen zur medizinischen Anwendung ionisierender Strahlung, Regeln für die Herstellung und Einrichtung", beachtet werden. Der Hersteller muß garantieren, daß die von ihm vertriebenen Geräte sicher sind.

Um die mechanische Sicherheit der Röntgenanlagen zu gewährleisten, sollte die Mechanik der Geräte sowohl bei der Übergabe (Eingangsinspektion) als auch durch wiederkehrende Inspektionen bei Betrieb der Anlage, wie sie in Kapitel 8 beschrieben sind, durch einen hauseigenen Röntgentechniker überprüft werden.

7.1.3 Strahlenschutz

Im Mittelpunkt der Frage nach dem sicheren Einsatz von Röntgengeräten steht die Forderung nach einem optimalen Strahlenschutz für das Personal und die Patienten.

Grundlage für den Strahlenschutz in der Bundesrepublik Deutschland sind folgende Gesetze und Verordnungen:

- Atomgesetz in der Neufassung vom 31.10.76
- Verordnung über den Schutz vor Schäden durch Röntgenstrahlung–Röntgenverordnung (RöV) - vom 01.03.73[14]
- Richtlinien des Bundesministeriums für Jugend, Familie und Gesundheit vom 02.01.74 und 15.03.74 (Durchführung der Röntgenverordnung)

14 Da gegenwärtig an einer Novellierung und Ergänzung der RöV gearbeitet wird, können neben den derzeit in der RöV geregelten Aspekten des Strahlenschutzes (z. B. Grenzwerte der Körperdosen) in Analogie auch die Vorschriften der Strahlenschutzverordnung (StrlSchV) vom 13.10.75, die seit dem 01.04.76 in Kraft ist, herangezogen werden.

Darüber hinaus wurden vom Normenausschuß Radiologie (NAR) im Deutschen Institut für Normung e. V.(DIN) auf der Grundlage von Empfehlungen der internationalen Kommission für Strahlenschutz (ICRP) und der entsprechenden Euratom-Richtlinien mehrere Hinweise formuliert. Die für den Strahlenschutz im Einsatz von Röntgen-Diagnoseeinrichtungen im einzelnen maßgeblichen Normen und Vorschriften sind in Anhang II aufgeführt.

Auf der Grundlage des dreistufigen Sicherheitskonzeptes können auch die für den Strahlenschutz maßgeblichen Vorschriften in drei Kategorien eingeteilt werden:

- Strahlenschutzvorschriften für das Gerät
- Vorschriften für den baulichen Strahlenschutz
- Vorschriften für den personenbezogenen Strahlenschutz

Strahlenschutzvorschriften für das Gerät

Nach der RöV (§§ 4,7-10) bedarf es für den genehmigungsfreien Betrieb einer Röntgeneinrichtung der Zulassung des Röntgenstrahlers. In Deutschland wird diese Zulassung aufgrund einer Bauartprüfung durch die Physikalisch-Technische Bundesanstalt (PTB) erteilt.

Aus der Zulassungsnummer ist das Jahr der Erstzulassung zu ersehen (letzte Zahl). Eine Zulassung ist auf zehn Jahre begrenzt. Darauf sollte bei der Planung geachtet werden.

Strahler ohne Zulassung bedürfen vor Inbetriebnahme eines Genehmigungsverfahrens entsprechend § 3 RöV.

Sofern in der RöV auf den Stand von Wissenschaft und Technik verwiesen wird, gelten die in Anhang II aufgelisteten Vorschriften und technischen Regeln.

Vorschriften für den baulichen Strahlenschutz

Der bauliche Strahlenschutz ist in der Hauptsache durch die §§ 15-17 RöV und die DIN 6 811 und 6 812 geregelt, die jedoch für fahrbare Röntgen-Aufnahmegeräte nicht anwendbar sind.

Ein mobiler Strahlenschutz hingegen ist bei Aufnahmen an nicht transportfähigen Patienten im Krankenbett mitzuführen. Außerdem sind fahrbare Strahlenschutzwände zu empfehlen, um die Streustrahlung zum benachbarten Bett hin abzuschirmen. Dort, wo häufig Röntgenaufnahmen angefertigt werden, sollten sie auf der Station bereits vorhanden sein (z. B. auf der Intensivstation).

Auf den Frühgeborenen-Stationen haben sich Bleivorhänge mit 0,5 mm Bleigleichwert bewährt, die an den benachbarten Inkubator bei einer Röntgenaufnahme gehängt werden.

Das Zimmer, in dem die Röntgenaufnahme erfolgt, muß nach außen mindestens durch ein Schild mit dem Hinweis "Kein Zutritt, Röntgen" gekennzeichnet sein. Schilder mit dieser Aufschrift sollten in ausreichender Anzahl mitgeführt werden, um sie bei Bedarf an die entsprechenden Türklinken anhängen zu können.

Vorschriften für den personenbezogenen Strahlenschutz

Durch die Röntgenverordnung werden die wesentlichen Schutzvorschriften geregelt, die dem Strahlenschutz der Patienten (§§ 23, 25, 27 und 28) und des Personals dienen.

Die Schädigung des Menschen durch Strahleneinwirkung ist abhängig von der Höhe der Dosis, der zeitlichen Dosisverteilung und der Beschaffenheit des biologischen Gewebes. Daher stellt die gleiche Strahlendosis für die verschiedenen Menschen eine unterschiedliche Belastung dar.

Grundlage des personenbezogenen Strahlenschutzes ist die Forderung des § 12 RöV, wonach die Strahlenbelastung von Personen so gering wie möglich zu halten ist.

Diese allgemeine Forderung wird hinsichtlich des Schutzes der Patienten durch die §§ 23 Abs. 1 (Schutz der Keimdrüsen und der Leibesfrucht), § 25, Abs. 1 und 2 (Grundsätze bei der Röntgenuntersuchung des Kopfes und der Gliedmaßen), § 27 Abs. 2 (Anwendung von Röntgenstrahlen bei bestehender Schwangerschaft) und § 28 Abs. 1 und 3 (Anwendung von Röntgenstrahlen auf Säuglinge, Kinder und Jugendliche) spezifiziert. Für die Patienten sind bei Zahn- und Kieferaufnahmen Schutzeinrichtungen mit mindestens 0,4 mm Bleigleichwert und für den übrigen Körper Einrichtungen ausreichender Stärke zum Schutz der Keimdrüsen, der Ovarien sowie des Hodens (DIN 6 813) bereitzuhalten.

Über diese Vorschriften hinaus wird der Schutz der Patienten im wesentlichen durch jene Regelungen der Röntgenverordnung bestimmt, die festlegen, daß Röntgeneinrichtungen nur von Personen betrieben werden dürfen, die über das für den Strahlenschutz erforderliche Fachwissen verfügen. Dadurch soll u. a. sichergestellt werden, daß die Zahl der Aufnahmen die Strahlenexposition des Patienten auf das für die diagnostische Information nötige Minimum begrenzt.

Neben den Ärzten sollten auch die MTAs, MTRs, Schwestern und Pflegekräfte über Kenntnisse möglicher Strahlengefährdung und anzuwendende Schutzmaßnahmen verfügen.

Grundregel des Strahlenschutzes für das Personal ist die Beachtung von drei physikalischen Prinzipien:

- Abschirmung
  Schutz des Körpers mit Schutzschürzen, Schutzplatten usw.
- Abstand
  möglichst große Entfernung zur Strahlenquelle
- Zeit
  kurze Verweildauer im Strahlenfeld

Bei Röntgeneinrichtungen, die dezentral am Patientenbett oder in Operationsräumen eingesetzt werden, erstreckt sich der Schutz des Personals im wesentlichen auf die Abschirmung gegenüber der Streustrahlung.

Die Parameter Abstand und Zeit finden in der Regel nur begrenzt Beachtung. Für alle Personen im Kontrollbereich ist daher ausreichende Schutzkleidung bereitzuhalten (DIN 6 813). Über das Aufenthaltsrecht im Kontrollbereich der Röntgenuntersuchung informiert § 18 RöV:

"§ 18 Aufenthalt im Kontrollbereich

(1) Bei der Röntgenuntersuchung ... dürfen sich ... nur folgende Personen im Kontrollbereich aufhalten:

1. die mit der Röntgenuntersuchung befaßten Ärzte oder Zahnärzte,
2. die mit der Röntgenuntersuchung befaßten Personen, die ohne Ärzte oder Zahnärzte zu sein, zur Ausübung der Heilkunde oder der Zahnheilkunde berechtigt sind, ...
4. sonstige Personen, wenn sie zur Durchführung der darin vorgesehenen Betriebsvorgänge tätig werden müssen (z. B. Physiker),
5. sonstige Personen, soweit dies zu ihrer Ausbildung, Weiterbildung oder Fortbildung oder zur Erlangung der für den Strahlenschutz erforderlichen Kenntnisse notwendig ist, unter Aufsicht einer der in Nr. 1 bezeichneten Personen,
6. sonstige Personen, deren Anwesenheit zur Durchführung der Röntgenuntersuchung unbedingt erforderlich ist, unter der unmittelbaren Aufsicht einer der in Nr. 1 bezeichneten Personen ...

(9) Personen, die das 18. Lebensjahr noch nicht vollendet haben, dürfen im Kontrollbereich nicht tätig werden. Schwangere Frauen dürfen sich nicht im Kontrollbereich aufhalten, wenn sie nicht untersucht oder behandelt werden."

Gemäß § 40 RöV besteht für Personen, die sich im Kontrollbereich aufhalten, die Verpflichtung, die Personendosis zu messen. Die Beschaffung geeigneter Meßgeräte (Dosimeter) gehört zu den Aufgaben des Betreibers der Röntgeneinrichtung (z. B. der Krankenhausleitung).

Für die Personendosimetrie stehen zwei unterschiedliche Meßverfahren zur Verfügung: das Pen- oder Taschendosimeter (T) und das Filmdosimeter (F).

Das Taschendosimeter nutzt die Ionisation der Luft durch Röntgenstrahlen aus. Am Taschendosimeter wird der Spannungsabfall mit einem Fadenelektrometer angezeigt; die aufgelaufene Dosis kann jederzeit abgelesen und aufgezeichnet werden.

Für die Personendosismessung in Röntgenbetrieben müssen Taschendosimeter röntgentauglich (ab 14 keV) und geeicht sein. Die Ablesung muß täglich erfolgen, um möglichst schnell Hinweise auf technische oder organisatorische Mißstände zu erhalten.

Die Hersteller der Taschendosimeter bieten auch entsprechende Ladegeräte und Kontrollvorrichtungen an.

Im Filmpack sind zwei Filme unterschiedlicher Empfindlichkeit in Plastikfolie eingeschweißt, womit der erfaßbare Dosisbereich erweitert wird. Die Personendosis wird von der Landesmeßstelle in mSv[15] angegeben, wobei die untere Nachweisgrenze bei 0,2 mSv (20 mrem) liegt. Für die Auswertung und damit für die Tragedauer der Meßfilme ist höchstens ein Monat vorgeschrieben. Die Meßfilme sind mit Nummern versehen. Die ersten drei Ziffern geben den Monat und die letzte Ziffer das laufende Jahr an (033 ... ≙ März 83). Für diesen Monat ist der Meßfilm zum Tragen vorgesehen.

In den "Richtlinien über Art und Umfang der Messung der Personendosis nach § 40 der Röntgenverordnung"[16] sind für den Strahlenschutzverantwortlichen Entscheidungshilfen für die Wahl des geeigneten Meßverfahrens zusammengestellt, aus denen in folgender Tabelle eine beispielhafte Übersicht wiedergeben wird.

Dosimeter verschiedener Röntgenuntersuchungen

Röntgenuntersuchung	Dosimeter
1. Röntgenaufnahmen, einschließlich Zahnaufnahmen, wenn Aufenthalt im Kontrollbereich nicht unwahrscheinlich ist	F
2. Röntgenaufnahmen, einschließlich Zahnaufnahmen, wenn Aufenthalt im Kontrollbereich aufgrund von technischen Strahlenschutzvorkehrungen oder von Betriebsanweisungen ausgeschlossen ist	–
3. Röntgendurchleuchtung, Untersucher und gewöhnlich Anwesende	T + F
Bei hinreichender Erfahrung und aufgrund des Ergebnisses der Strahlenschutzprüfung nach § 4 Abs. 1 RöV sowie gelegentliche, doch wiederkehrende Hilfeleistung durch dieselbe Person im Kontrollbereich	F
4. Röntgenaufnahmen und -durchleuchtung, seltene Anwesenheit sonstiger Personen im Kontrollbereich; gelegentliche Hilfeleistung durch sonstige Personen im Kontrollbereich	T
5. Anwendungen von Röntgenstrahlen im Operationssaal	T + F
6. Nur Röntgenaufnahmen am Patientenbett, dabei nur Hilfeleistungen	T
7. Spezialuntersuchungen mit Aufnahmen und/oder Durchleuchtungen[17]	T + F

F: Filmdosimeter
T: Taschendosimeter

15 mSv = Milli-Sievert (1 mSv = 100 mrem); vgl. auch Anhang I, Größen und Einheiten in Technik und Medizin

16 Durchführung der Röntgenverordnung, 2. Bekanntmachung des BMJFG und des BMA vom 15.03.74, Teil A.

17 Hierbei handelt es sich um Röntgeneinrichtungen, an denen spezielle Untersuchungen durchgeführt werden, insbesondere solche, bei denen während der Untersuchung mit Instrumenten (wie z. B. Kathetern) am Patienten gearbeitet wird. In diesen Fällen variieren nicht nur die Typen der Röntgen-Untersuchungsgeräte, sondern auch die Anordnung der Aufteilplätze und die Aufenthaltsdauer der Personen innerhalb des Kontrollbereichs während der Untersuchung.

Neben der physikalischen Strahlenschutzkontrolle muß auch die ärztliche Untersuchung der beruflich strahlenexponierten Personen (§§ 42 ff., RöV) durch einen von der zuständigen Behörde ermächtigten Arzt gewährleistet sein. Der Beschäftigung von Personen im Kontrollbereich dürfen keine gesundheitlichen Bedenken entgegenstehen.

- Auf jeder Filmpackung ist das Verfalldatum zu beachten, das bei sorgfältiger Lagerung und sachgerechtem Transport ca. 6 Monate nach Herstellung liegt.
- Bei einer Maschinenentwicklung muß der Film maschinenfest sein.
- Der Verbrauch und die Lagerhaltung des Aufnahmematerials sind so zu organisieren, daß die jeweils älteren Filme und Verstäkerfolien zuerst eingesetzt werden (first in–first out: fifo).

7.2 Bestimmungsgemäßer Gebrauch

Zur Gewährleistung des sicheren Betriebes fahrbarer Röntgen-Aufnahmegeräte bei optimalem Strahlenschutz sind folgende Problemkreise zu berücksichtigen (vgl. auch Kap. 7.1):

- Die fahrbaren Geräte ohne eigenen Antrieb darf man nur so schnell schieben, daß sie vor einem plötzlich auftretenden Hindernis (z. B. Wand, Treppe oder Türschwelle) rechtzeitig abgebremst werden können.
- Bei einem Transport des Gerätes über die Straße sollte ggf. ein Regenschutz vorhanden sein.
- Ein ausreichender Schutz des Bedieners mit Bleischürzen sollte sichergestellt werden.
- Für den Patienten sind Schutzeinrichtungen ausreichender Stärke besonders für die Keimdrüsen, Ovarien sowie die Hoden bereitzuhalten.
- Zu empfehlen sind weiterhin fahrbare Strahlenschutzwände, um die Streustrahlung zum benachbarten Bett hin abzuschirmen.
- Das Zimmer, in dem die Röntgenaufnahme erfolgt, muß von außen entsprechend gekennzeichnet sein (Warnschilder, Lampen, o. ä.).
- Die Qualität der Aufnahmen sollte dem Bedarf der Diagnose angemessen sein. Die einzelnen Aufnahmeparameter sind der Belichtungstabelle zu entnehmen.
- Der Nutzstrahl sollte so eingeblendet sein, daß auf dem Film der Blendenrand erkennbar ist.
- Zur Einstellung der Aufnahme sollte ein vorhandenes Lichtvisier stets benutzt werden.
- Die Aufnahmekassette muß den Ausdehnungen des Objektes entsprechen, wobei wegen der entstehenden Streustrahlung das kleinstmögliche Format gewählt werden sollte.
- Zur Verkürzung der Belichtungszeiten und zur Reduzierung der Strahlenexposition sollten ausschließlich Folien aus seltenen Erden verwendet werden.
- Da die Folien mit der Zeit altern, sollte das Datum der Bestückung bzw. der ersten Inbetriebnahme der Kassette auf dem Etikett dauerhaft vermerkt werden (vgl. auch Kap. 8).

8 Inspektionskonzept

8.1 Einsatzinspektion

In den folgenden Ausführungen sollen Hinweise für einen hauseigenen Service an Röntgeneinrichtungen, sowohl für Aufnahme-, als auch für Durchleuchtungsgeräte gegeben werden. Die Erfahrungen des bundesweit durchgeführten Modellvorhabens "Technische Service-Zentren in Krankenhäusern"[18] sowie die des tkb's haben gezeigt, daß die schrittweise Einführung und regelmäßige Durchführung der folgenden Inspektionsmaßnahmen für Röntgeneinrichtungen Grundlage einer kostensenkenden hauseigenen Instandhaltung sind. Das hier vorgestellte Inspektionskonzept ist eine Erweiterung des bereits in Band 8 der Schriftenreihe "Medizintechnik im Krankenhaus" erschienenen Konzepts (vgl. Anhang III).

Ein Teil der notwendigen Wartungs- und Reparaturarbeiten, die durch eine gezielte Inspektion erkannt werden, können den Erfahrungen zufolge von einem hauseigenen Röntgentechniker in den meisten Fällen problemlos bewältigt werden. Für jedes Gerät sollte ein Instandhaltungsnachweis in Form eines Gerätelebenslaufs geführt werden, in dem die durchgeführten Inspektionen und erforderlichen Wartungs- und Reparaturarbeiten protokolliert werden.

Wegen des großen Geräteangebots auf dem deutschen Markt ist es unmöglich, in diesem Rahmen gerätespezifische Hinweise zur Instandhaltung zu geben. Die Ausfallhäufigkeit kann jedoch in jedem Fall verringert werden, wenn die im tkb-Inspektionskonzept beschriebenen Maßnahmen regelmäßig durchgeführt werden mit dem Ziel, die Röntgengeräte jederzeit in voll funktionstüchtigem Zustand bereitzuhalten.

Ein Funktionskonzept für Röntgeneinrichtungen kann daher nur in enger Zusammenarbeit zwischen hauseigenen Röntgentechnikern, Medizin-Physikern, Radiologen und medizinisch-technischen Radiologieassistentinnen einerseits und den Herstellern und ihren Kundendienstfirmen andererseits realisiert werden.

Das vierstufige Konzept zur regelmäßigen, intervallweisen Inspektion mit verschiedenen Untersuchungstiefen ist daher als allgemeiner Inspektionsrahmen anzusehen, der aufgrund gerätespezifischer Erkenntnisse über Einsatzproblematik, Ausfallhäufigkeit und Störanfälligkeit entsprechend den Erfordernissen der Gerätelebensläufe fallweise zu modifizieren ist.[19]

Das Kapitel Einsatzinspektionen behandelt Maßnahmen, die speziell vor jedem Einsatz des Röntgengerätes und während des Betriebes durch das medizin-technische Personal durchgeführt werden können und sollten, um den Anforderungen an Wirtschaftlichkeit und Sicherheit der Geräte zu genügen.

Darüber hinaus müssen weitere Inspektionen regelmäßig vorgenommen werden. Die entsprechenden Maßnahmen sind analog zu den Veröffentlichungen der Schriftenreihe "Medizintechnik im Krankenhaus"[20] in drei weitere Inspektionstiefen gegliedert: Betriebsinspektion, Hauptinspektion und Eingangsinspektion.

Jedes Röntgengerät sollte vor dem Einsatz auf seine Funktionstüchtigkeit überprüft werden, wobei keine Meßgeräte und Testschaltungen notwendig sind.

In der Einführungsphase eines Inspektionskonzeptes ist es notwendig, die Ärzte und Radiologieassistentinnen durch Schulung über Sinn und Zweck dieser Kontrollen und deren ordnungsgemäße Durchführung aufzuklären. Festgestellte Fehler sollten dem hauseigenen Röntgentechniker unverzüglich mitgeteilt werden.

Sichtkontrolle des Gerätezustandes (1)
Wegen der Verletzungsgefahr sollte das Gerät insbesondere auf gelöste Verkleidungen und abstehende Teile hin gesichtet werden.

Kontrolle der Gerätebewegungen (2)
Die Gerätebewegungen sollten leichtgängig und ohne starken Widerstand möglich sein. Verschmutzungen der Lauffläche oder Getriebeteile machen sich durch Schwergängigkeit der Bewegung bemerkbar.

Kontrolle der mechanischen Bremsen (3)
Die Bremsen sollten eine eindeutige Fixierung des Gerätes in jeder notwendigen Stellung gewährleisten. Die Überprüfung der mechanischen Bremsen erweist sich insbesondere bei Rasterwandgeräten als erforderlich.

18 gefördert vom Bundesministerium für Forschung und Technologie (BMFT)
19 vgl. auch DIN 6 868, Entwurf Nov. 82 zur Qualitätssicherung der Bildgüte röntgendiagnostischer Verfahren
20 Inspektionskonzept Defibrillatoren in: Medizintechnik im Krankenhaus, Bd. 2, Köln/Berlin, 1981, S. 107 ff.
Inspektionskonzept Infusionsapparate, ebda. Bd. 3, 1982, S. 155 ff.
Inspektionskonzept Patientenüberwachungssysteme, ebda. Bd. 5, S. 155 ff.
Inspektionskonzept HF-Chirurgiegeräte, ebda. Bd. 6, 1983, S. 117 ff.

Kontrolle der Vorrichtungen zur Patientenhalterung und Fixierung (4)
Bei Bewegung des Röntgengerätes oder eines Teils davon darf niemals die Gefahr bestehen, daß sich die Patientenhalterung aus der Fixierung löst und der Patient unter Umständen verletzt wird. Außerdem sollte gewährleistet sein, daß die für die Untersuchung benötigte Lage des Patienten reproduzierbar festgehalten werden kann.

Kontrolle der Entwicklungsmaschinen (5)
Das Röntgenbild soll zu jeder Zeit für eine bestimmte Strahlendosis die gleiche Schwärzung erhalten. Während die Strahlendosis durch Belichtungsautomaten ziemlich konstant gehalten werden kann, ist der Entwicklungsprozeß mehreren variablen Einflußgrößen, wie Temperatur, Ausnutzungsgrad des Entwicklers und Regeneratoranteile, unterworfen. Im ungünstigsten Fall ist eine tägliche, nach längerer Erfahrung wöchentliche Kontrolle der Entwicklungsmaschine nötig (vgl. DIN 6868, T. 2, Entw. Nov. 1982).

Kontrolle der Sicherheitseinrichtungen (6)
Einige Geräte verfügen über Sicherheitsschalter zum Schutz von Gerät, Bediener und Patient. Diese und andere Sicherheitseinrichtungen, wie z. B. die Sicherheitstrittplatten und der Berührungsschutz, sind auf ihre Funktionstüchtigkeit gemäß der Bedienungsanleitung zu prüfen.

Im OP: RBV und FS vor Operation auf Funktion prüfen (7)
Röntgen-Bildverstärker (RBV) und Fernsehsysteme (FS) der Durchleuchtungseinrichtungen sollten vor Beginn der Operation auf Funktionstüchtigkeit geprüft werden. Anstelle des Patienten wird ein sog. Testphantom als Prüfkörper in den Strahlengang gebracht, von dem der Bediener das erzeugte Röntgenbild kennt. Das gilt besonders für transportable Röntgengeräte, bei denen Kabelverbindungen hergestellt werden müssen.

Ladekontrolle des Akkumulators (8)
Bei Geräten, die für Transport- oder Aufnahmezwecke mit Akkumulatoren ausgerüstet sind (z. B. fahrbare Röntgen-Aufnahmegeräte), ist zu überprüfen, ob eine ausreichende Ladung für den Einsatzzweck vorhanden ist.

8.2 Betriebsinspektion

Die Inspektionsleistungen, die während einer Einsatzinspektion erbracht werden können, decken nur zum Teil die Inspektionen ab, die am Gerät durchgeführt werden müssen, um dessen Funktionsbereitschaft sicherzustellen.

Deshalb sollte bei Bedarf, mindestens jedoch einmal pro Quartal, eine Betriebsinspektion von einem ausgebildeten Röntgentechniker durchgeführt werden.

Die Inspektionsleistungen sind in der tabellarischen Übersicht dieses Kapitels aufgelistet. Die aufgeführten Punkte müssen im Einzelfall noch um die speziellen Hinweise und Richtlinien der verschiedenen Hersteller ergänzt werden.

Reinigen und Entstauben der Anlage (9)
Hierbei handelt es sich um eine Grundreinigung der Anlage an den Stellen, die vom Bedienungspersonal nicht erfaßt werden können, oder nur durch Demontage von Gehäuseteilen zugänglich sind. Sofern spezielle Lichtschrankendioden zur Steuerung der Bewegungsabläufe vorhanden sind, sollten diese ebenfalls gereinigt werden.

Kontrolle der Seilführung für den Gegengewichtsausgleich, Sichtkontrolle auf Aufspleißung (10)
Die Seile für den Gegengewichtsausgeleich sowie die Aufhängung der Zielgeräte sollten hinsichtlich entstandener Aufspleißungen überprüft werden.

Kontrolle der Befestigung der Tubushalterung (11)
Die Arretierung der Tubushalterung ist auf ihren festen Sitz hin zu prüfen; die Tubusplatte muß völlig plan liegen (Zentrierung des Strahls, Sicherung gegen Herausfallen). Außerdem ist sie auf mechanische Druckstellen zu prüfen.

Ferner muß die Schiene des Tubus gereinigt und ihre Festigkeit kontrolliert werden. Die Schiene sollte mit weißem Paraffin oder Stearin eingerieben werden (Graphit schmutzt), um die Gängigkeit der Tubusplatte garantieren zu können. Keinesfalls darf der Tubus geölt werden, da er sonst verschmutzen oder verharzen könnte.

Kontrolle der Halterung und Justierung der Kassette (12)
Bei der Kassettenhalterung muß auf einen leichtgängigen Einschub der Kassette geachtet werden. Deshalb sollte diese mit weißem Paraffin oder Stearin eingerieben werden, während Graphit schmutzt (zur Justierung der Kassette vgl. auch Inspektion 27).

Kontrolle von Bremsfunktion und Leichtgängigkeit der Räder (13)
Fahrbare Geräte sind darauf hin zu überprüfen, ob die Räder ggf. durch Ölen die notwendige Leichtgängigkeit, bes. für den manuellen Transport des Apparates, aufweisen.

Des weiteren ist zu kontrollieren, ob die Bremsfunktionen des Gerätes sichergestellt sind, um es bei gegebenen Hindernissen, wie Treppen, Schwellen u. a., rechtzeitig abbremsen zu können.

Überprüfung der Not-Aus-Taste auf Funktion (14)
Bei dieser Prüfung wird festgestellt, ob nach Betätigen der Not-Aus-Taste (Hauptschütz-Vorsteuerkreis) die gesamte Anlage spannungsfrei ist.

Überprüfung des Fehlerstrom-Schutzschalters (15)
Zur Kontrolle des Fehlerstrom-Schutzschalters ist die entsprechende Prüftaste auszulösen.

Sichtkontrolle aller Anzeige- und Kontrollampen (16)
Ggf. defekte Kontrollampen sind auszuwechseln, erkannte Wackelkontakte zu beheben.

Sichtkontrolle und ggf. Reinigung aller Steckkontakte (17)
Steckkontakte sind von erkennbaren Oxydationen mit Polierpapier zu befreien. Bei freibeweglichen Leitungen ist auf die Zugentlastung der Kabel und Stecker zu achten. Defekte Stecker sind auszuwechseln.

Kontrolle der Bewegungsabläufe und Verriegelungen (18)
Neben der Gängigkeit der Bewegungsabläufe ist insbesondere bei elektromechanischen Antrieben die Funktion der Endschalter zu testen. Sicherheitsverriegelungen sind besonders zu beachten.

Überprüfung der elektromechanischen Bremsen (19)
Die elektromechanischen Bremsen müssen im Interesse der Sicherheit des Patienten und des Bedieners sofort ansprechen. Die Bremsschienen müssen gereinigt und von Fett und Staub befreit werden.

Überprüfung der Dosisleistungsautomatik (20)
Die Dosisleistungsautomatik regelt automatisch die auf den Patienten eingestrahlte Dosisleistung (kV, mA) so ein, daß am BV-Ausgang die erzeugte Lichtstärke konstant ist. Die niedrigsten kV- und mA-Werte sollten ohne zusätzlichen Absorber erreicht werden. Mit Hilfe einer Platte aus 2 mm starkem Kupfer sollten die angezeigten kV- bzw. mA-Werte auf die größtmöglichen Werte hochgeregelt werden. Für genauere Messungen werden 0,5 mm Cu, 1 mm Cu, 1,5 mm Cu und 2 mm Cu der Reihe nach in den Nutzstrahlengang gebracht und die Konstanz der Einfall-Dosisleistung am BV geprüft (vgl. Inspektion 22). Für eine grobe Beurteilung wird eine vorsichtig doppelt zusammengelegte Strahlenschutzschürze in den Nutzstrahlengang gebracht. Sie löst die gleiche Wirkung wie die 2-mm-Cu-Platte aus.

Diese Prüfungen sollten vom hauseigenen Medizin-Physiker durchgeführt werden, da dieser über die notwendige Fachkunde im Umgang mit Dosismeßgeräten verfügt.

"Stand-by"-Geräte laufen lassen (21)
Alle Hochvakuum-Artikel (Röntgenröhren, RBV, FS-Ketten) verschlechtern ihr Vakuum, wenn sie längere Zeit nicht betrieben werden. Ältere chirurgische Röntgen-Bildverstärker waren zur Verbesserung des Vakuums mit einem Schalter "Getter-Ein" ausgerüstet. Die modernen Geräte regenerieren ihr Vakuum während des Betriebes. Wenig benutzte Geräte, z. B. Reserve-Geräte für Notfälle, sollten darum monatlich eingeschaltet werden und ¼-1 Std. mit einem kV-Wert aus der unteren Hälfte des Regelbereichs betrieben werden.

8.3 Hauptinspektion

Die Hauptinspektion beinhaltet eine regelmäßige Überprüfung der Funktions- und Betriebssicherheit von Röntgengeräten. Die hier vorzunehmenden Messungen können nur mit entsprechenden Hilfsmitteln und Meßgeräten durchgeführt werden, die in Kap. 8.5 beschrieben sind.

Die Hauptinspektion einmal jährlich durchzuführen, wird als ausreichend angesehen, wenn die Einsatz- und Betriebsinspektionen regelmäßig vorgenommen werden. Aus der Dokumentation der Gerätelebensläufe kann sich eine vorbeugende Instandhaltungsstrategie entwikkeln, die einen Teil der Störeinflüsse vorhersehbar macht. Eine laufende Anpassung dieser Strategie an die jeweilige Einsatzsituation unter Berücksichtigung der wachsenden Erfahrung des hauseigenen Röntgen-Geräteservice ist notwendig.

Kontrolle der Standarddaten gem. § 13 RöV für Therapiegeräte (22)
Die Standarddaten sind unter Nr. 3 der "Richtlinien über die Aufzeichnung nach § 29 der Röntgenverordnung" (Bundesgesundheitsblatt 17, Nr. 8/9, 26.04.74, S. 119) beschrieben. Nach einer Neuinstallation wird man alle erfaßbaren Werte protokollieren. Bei der Inspektion des Strahlers kann man sich auf die Messung der Einfallsdosis beschränken.

Mit einem geeigneten Dosimeter wird unter Aufnahmebedingungen bei festgelegten Werten für kV, mAs und Abstand die Einfallsdosis frei Luft, d. h. ohne Absorber zwischen Strahler und Meßkammer und ohne Rückstreuung, gemessen und aufgezeichnet. Eine Abnahme des Meßwertes bei der Wiederholungsmessung weist auf die Abnutzung des Strahlers (z. B. Aufrauhung der Anode) hin. Die weiteren Inspektionsschritte (23) und (25) müssen durchgeführt werden.

Die oben beschriebene Einfallsdosis ist nicht identisch mit der Abschaltdosis nach (26). Bei gefallenem Wirkungsgrad des Strahlers, d. h. geringerer Einfallsdosis, wird die Abschaltdosis gleichbleiben, nur die Aufnahmezeit wird geringfügig verlängert.

Messung der Betriebsspannung, kV-Messung (23)
Zur indirekten kV-Bestimmung[21] durch den hauseigenen Röntgentechniker ist die "kV-Kassette" geeignet.

Ein Eingriff in die Verkabelung des Röntgengerätes ist nicht nötig. Eine Aufnahme-Kassette, Format 13 x 18, trägt auf der Vorderseite eine Bleiplatte mit drei Lochreihen. In die Kassette ist auf die eine Hälfte eine gering verstärkende feinzeichnende Folie (FF) und in die andere eine hochverstärkende Folie (HF) eingeklebt. Die Lochreihe über der FF ist frei, Lochreihen über der HF sind mit Kupferfiltern ansteigender Dicke ausgefüllt.

Geprüft wird, unter welchem Kupferfilter die gleiche Schwärzung wie unter den freien Löchern vorhanden ist. Aus einer Eichkurve sind die zu den Cu-Filterdicken gehörigen Röhrenspannungen ablesbar.

Dies ist eine grobe Messung. Besser ist ein Spezialdosimeter (Analysator), mit dem der Röntgentechniker folgende Daten ermittelt:

- kV-Scheitelspannung
- kV-Effektivspannung
- Schaltzeit
- Abschalt-Dosis

Messung der Ladungsmenge, mAs-Messung (24)
Die mAs-Messung ist nur notwendig, wenn nach (22) eine abweichende Einfallsdosis festgestellt wurde, weil eine verminderte mAs-Abgabe des Strahlers eine geringere Dosis ergibt.

Die einfachste Methode ist, Strom (mA) und Zeit (s) zu messen und das Produkt mA x s mit der mAs-Anzeige zu vergleichen. Der Zeitschalter kann durch Vergleich mit einer guten Stoppuhr kontrolliert werden.

Der Zusammenhang zwischen kV, mA, Filter und Dosisleistung ist dem Tabellenwerk von Wachsmann und Drechsler zu entnehmen (vgl. Anhang III).

Für eine genaue Messung von Röhrenstrom (mA) und mAs-Produkt mit einem mAs-Meter muß in die Schaltung des Röntgengerätes eingegriffen werden. Diese Messung sollte nur von ausgebildeten Spezialisten durchgeführt werden.

Mit einem speziellen Analysator können die Daten ebenfalls bestimmt werden, ohne daß in die Schaltung eingegriffen werden muß.

Überprüfung des Anodentellers (25)
Bei Röntgenröhren mit Drehanode tritt nach einiger Zeit ein Verschleiß des Lagers der Drehanode auf, der Anodenteller beginnt zu wackeln. Die bei hohen Drehzahlen auftretende Zentrifugalkraft verstärkt die Exzentrizität. Aufmerksame Bediener des Gerätes hören an dem etwas lauteren Geräusch, daß ein Lagerschaden in der Röhre aufgetreten sein kann.

Ein fokusnahes Blei- oder Kupferkreuz aus Draht wird an der Tiefenblende so angebracht, daß ein Balken des Kreuzes in Längsrichtung der Röhre (Anoden-Kathoden-Anschluß), der andere Balken quer dazu liegt (Strahlenaustritt).

21 Direkte Messungen im Hochspannungsteil mit Spezialsteckern und Oszillographie sind nur vom Fachpersonal auszuführen.

Bei wackelnder Anode tanzt der Brennfleck in Röhren-Längsrichtung hin und her, und der Querbalken des Kreuzes erscheint auf dem RBV bzw. der Röntgenaufnahme stärker verschmiert als der Balken in Längsrichtung. Wegen des Verharrens der Pendelbewegung im Umkehrpunkt kann es auch zu einer doppelten Abbildung des Querbalkens kommen. Wenn die Verschmierung in 1 m Fokus-Film-Abstand 2 mm übersteigt, sollte ein baldiger Austausch der Röntgenröhre veranlaßt werden.

Es muß darauf hingewiesen werden, daß das beschriebene Phänomen bei Durchleuchtungen mit stehender Drehanode nicht erkennbar ist. Diese Messung sollte bei Aufnahmebetrieb, nicht aber bei der Durchleuchtung erfolgen.

Kontrolle der Belichtungsautomatik (26)
Ein geeignetes Dosimeter wird mit seiner Meßkammer anstelle der Kassette im Röntgengerät fixiert. Die so gemessene Abschaltdosis muß gegenüber früheren Messungen in etwa gleichgeblieben sein. Zu beachten ist, daß die Abschaltdosis für eine bestimmte Film-Folien-Kombination eingestellt ist.

Überprüfung der Übereinstimmung von Lichtvisier und Nutzstrahlbündel (27)
Ein Metalldraht-Viereck mit der Kantenlänge 10 cm wird auf den Patiententisch gelegt. Der Kegel des Lichtvisiers wird mit den Tiefenblenden auf dieses Viereck eingestellt. Eine Aufnahme wird ausgelöst. Um Film zu sparen, kann anstelle des Filmes eine Platte mit handelsüblicher Nachleuchtfarbe in der Kassette verwendet werden, die anschließend in einer dunklen Ecke betrachtet wird.

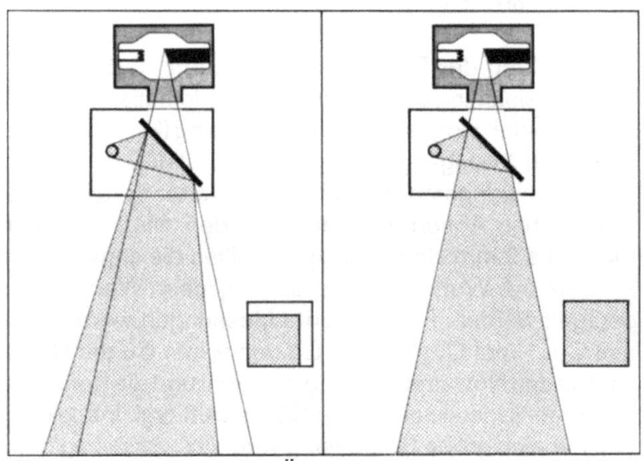

Abb. 8.1 Prüfung der Übereinstimmung von Lichtvisier und Nutzstrahlenbündel

Bei Übereinstimmung von Lichtvisier und Nutzstrahl ist keine der Kanten des Vierecks erkennbar (Fall A in Abb. 8.1). Wenn die Kanten des Metalldraht-Vierecks sichtbar sind (Fall B in Abb. 8.1), muß nachjustiert werden.

Überprüfung der Flächendosis-Produktmessung nach § 29 RöV (28)
Mit dem Lichtvisier wird ein Feld von 10 cm x 10 cm (= 100 cm^2) wie bei (27) eingestellt. Die Meßkammer

eines geeigneten Dosimeters wird an der gleichen Stelle positioniert, wo das Feld eingestellt ist. Die Strahlung wird eingeschaltet und die Dosis gemessen (z. B. 1 R). Das Produkt aus Fläche und Dosis soll der Anzeige am Flächendosismeßgerät entsprechen.

Kontrolle des geräteseitigen Strahlenschutzes (29)
Mit einem trägheitsarmen Dosisleistungsmesser und einem Streuphantom sind die kritischen Stellen der Abschirmung wie Kassetteneinschub, Zentrierung auf BV-Eingangsfeld sowie Flansch der Tiefenblende zu prüfen. Das Strahlenschutz-Zubehör des Gerätes kann entsprechend der folgenden Inspektion (30) geprüft werden.

Überprüfung der Strahlenschutzkleidung nach § 19 RöV (30)
Die Kontrollen beschränken sich zunächst auf äußerlich erkennbare Beschädigungen (Sichtkontrolle).

Sollte der Verdacht einer Beschädigung (z. B. Bruch in einer Schutzschürze) bestehen, so kann die fragliche Stelle unter Durchleuchtungsbedingungen oder mit einer Röntgenaufnahme auf Defekte der Abschirmeigenschaften kontrolliert werden. Ein weiterer Einsatz ist zu unterbinden (vgl. DIN 6 813).

Bei vermuteten größeren Fehlern ist eine Ortsdosis-/Ortsdosisleistungsmessung durch fachkundige Personen notwendig (§ 39 RÖV).

Kontrolle des Aufnahmematerials (31)
Die Kassetten sind auf Lichtdichtheit und gleichmäßigen Folien-Filmandruck zu prüfen (vgl. DIN 6 832, T. 2). Den einfachsten Versuchsaufbau bietet die Aufnahme von Fliegengaze, die von einer dickeren Glasplatte gleichmäßig auf die Kassette gedrückt wird. Wird an einer Stelle die Fliegengaze unscharf abgebildet, so liegen an dieser Stelle Folie und Film nicht eng aufeinander.

Sollten die Aufnahmen unterbelichtet sein und sich nach den Inspektionen (5) und (22) bis (26) keine Fehlerhinweise ergeben, besteht die Möglichkeit, daß die Folie verbraucht und somit die Lichtausbeute zu gering ist. Eine Vergleichsaufnahme mit einer neuen Verstärkerfolie gleichen Typs unter den gleichen Bedingungen (z. B. mit Alu-Treppe) zeigt, ob der Fehler hier zu suchen ist.

Kontrolle der Betrachtungsgeräte (32)
Staub, Schmutz und mangelhafte Leuchtdichte lassen den besten Röntgenfilm flau und kontrastarm erscheinen, was zu Fehldiagnosen führen kann.

Eine Reinigung der Röntgenbild-Betrachtungsgeräte und eine Kontrolle der Leuchtstoffröhren bzw. Glühlampen auf die erzeugte Leuchtdichte ist in größeren Zeitabständen notwendig. Für orientierende Messungen genügen Vergleiche mit einem handelsüblichen Belichtungsmesser an verschiedenen Stellen des Lichtkastens im Vergleich zu neueren Betrachtungsgeräten der Umgebung.

8.4 Eingangsinspektion

Bei der Eingangsinspektion muß man zwei Bereiche unterscheiden. Beim Neukauf ist das gesamte Gerät unter Berücksichtigung der Herstellerhinweise für die Inbetriebnahme auf seine ordnungsgemäße Funktion hin zu überprüfen und erst danach dem Krankenhaus zu übergeben. Die Überprüfung des Gerätes muß eine Sicherheitsprüfung einschließen. Ferner ist zu prüfen, ob Betriebsunterlagen, Bedienungsanweisung, Begleitpapiere und die Wartungs- und Pflegehinweise vollständig sind. Die gemessenen Betriebsdaten sind zu protokollieren und mit den mitgelieferten Begleitpapieren des Herstellers zu vergleichen.

Die Überprüfung von Geräten nach einer Reparatur beinhaltet die Inspektionsleistungen, die bei einer Hauptinspektion gefordert werden, wobei besonders Erfahrungen berücksichtigt werden sollten, die der hauseigene Röntgentechniker mit dem jeweiligen Gerät gemacht hat, wobei wiederum die Anweisungen der Hersteller bezüglich der Erstinbetriebnahme zu beachten sind. Auch hier darf das Gerät ohne vorherige Sicherheitsprüfung nicht der jeweiligen Fachabteilung übergeben werden.

Überprüfung nach Kauf (33)
Die im Inspektionskonzept aufgeführten Punkte sind bei Neukauf des Gerätes vom hauseigenen Röntgentechniker in Zusammenarbeit mit dem Firmenservice durchzuführen. Hierbei ist besonders auf die Vollständigkeit von Geräteunterlagen und der darin angegebenen Leistungsmerkmale zu achten (§ 14 RöV, DIN 6 863).

Überprüfung einer Reparatur, Funktionskontrolle gemäß Herstellerangaben (34)
Nach einer Reparatur ist die Ausführung nachzuprüfen und eine dem Gerät entsprechende Funktionskontrolle zusammen mit einem Vertreter des Firmenservice durchzuführen.

8.5 Prüfgeräte

Ein Großteil der vorgeschlagenen Inspektionen kann ohne spezielle Prüfgeräte durchgeführt werden. Lediglich bei Strahlenschutzüberprüfungen und bei der Qualitätskontrolle sind Meßgeräte erforderlich.

Die in folgender Tabelle angegebenen Meßgeräte sollten zu diesem Zweck bereitgehalten werden.

Meßgeräte für Eigenservice in der Röntgendiagnostik

Prüfgeräte	Ca.-Preise in DM
Präzisionsdosimeter	300,– bis 20.000,–
»kV-Kassette« nach Ardran-Crooks	800,– bis 1.200,–
mAs-Meßgeräte	1.600,– bis 2.200,–
Fokusnahes Fadenkreuz (z. B. Cu-Draht), Eigenbau *	
Kassette mit Leuchtschirm (Eigenbau) oder andere spezielle Aufnahmekassette	200,– bis 300,–
Streuphantom nach DIN 6815 (Eigenbau oder Spezialanfertigung)	1.500,– bis 2.500,–
Densitometer	2.000,– bis 140.000,– **
Belichtungsmesser	100,– bis 500,–
Röntgendatenanalysator	15.000,– bis 30.000,–
Gesamtbetrag Prüfgeräte	**ca. 21.500,– bis 196.700,–**

* Nur Materialwert
** Mikrodensitometer nach dem Graukeil-Vergleichsverfahren

Inspektionskonzept

Einsatzinspektion

durch Anwender, täglich

A. Mechanische Überprüfung
1. Sichtkontrolle des Gerätezustandes ☐
2. Kontrolle der Gerätebewegungen ☐
3. Kontrolle der mechanischen Bremsen ☐
4. Kontrolle der Vorrichtungen zur Patientenhalterung und Fixierung ☐
5. Kontrolle der Entwicklungsmaschinen ☐

B. Überprüfung der elektrischen und elektronischen Funktionselemente
6. Kontrolle der Sicherheitseinrichtungen ☐
7. Im OP: RBV und FS vor Operation auf Funktion prüfen ☐
8. Ladekontrolle des Akkumulators ☐

Betriebsinspektion

durch hauseigenen Röntgentechniker, bei Bedarf, mindestens einmal pro Quartal

A. Mechanische Überprüfung
9. Reinigen und Entstauben der Anlage ☐
10. Kontrolle der Seilführung für den Gegengewichtsausgleich, Sichtkontrolle auf Aufspleißungen ☐
11. Kontrolle der Befestigung der Tubushalterung ☐
12. Kontrolle der Halterung und Justierung der Kassette ☐
13. Kontrolle von Bremsfunktion und Leichtgängigkeit der Räder ☐

B. Überprüfung der elektrischen und elektronischen Funktionselemente
14. Überprüfung der Not-Aus-Taste auf Funktion ☐
15. Überprüfung des Fehlerstrom-Schutzschalters ☐
16. Sichtkontrolle aller Anzeigen und Kontrollampen ☐
17. Sichtkontrolle und ggf. Reinigung aller Steckkontakte ☐
18. Kontrolle der Bewegungsabläufe, Verriegelungen ☐
19. Überprüfung der elektromechanischen Bremsen ☐

C. Strahlenschutzüberprüfung und Qualitätskontrolle
20. Überprüfung der Dosisleistungsautomatik ☐
21. "Stand-by"-Geräte laufen lassen ☐

Hauptinspektion

durch krankenhaus- bzw. firmeneigene Röntgentechniker, mindestens einmal pro Jahr

C. Strahlenschutzüberprüfung und Qualitätskontrolle
22. Kontrolle der Standarddaten gem. § 13 RöV für Therapiegeräte ☐
23. Messung der Betriebsspannung, kV-Messung ☐
24. Messung der Ladungsmenge, mAs-Messung ☐
25. Überprüfung des Anodentellers ☐
26. Kontrolle der Belichtungsautomatik ☐
27. Überprüfung der Übereinstimmung von Lichtvisier und Nutzstrahlbündel ☐
28. Überprüfung der Flächendosis-Produktmessung nach § 29 RöV ☐
29. Kontrolle des geräteseitigen Strahlenschutzes ☐
30. Überprüfung der Strahlenschutzkleidung nach § 19 RöV (im Interesse des Bedieners durch diesen auch häufiger) ☐
31. Kontrolle des Aufnahmematerials ☐
32. Kontrolle der Betrachtungsgeräte ☐

Eingangsinspektion

durch hauseigenen Röntgentechniker und Firmenservice, nach Kauf und Reparatur; Inspektionen 8.1 bis 8.3 eingeschlossen

33. Überprüfung nach Kauf ☐
    Überprüfung der Vollständigkeit der Geräteunterlagen, Überprüfung der Geräteunterweisung; weitere Überprüfung von Gerätefunktionen nur im Einzelfall notwendig, z. B., wenn das Gerät speziellen Anforderungen genügen soll
34. Überprüfung einer Reparatur, Funktionskontrolle gemäß Herstellerangaben ☐

Die Inspektionspunkte Nr. 1-32 überprüfen, wenn dies erforderlich erscheint; im Regelfall beschränkt auf die instandgesetzten Komponenten, bedarfsweise jedoch auch mehr

Größen und Einheiten in Technik und Medizin

Seit 1978 sind für den geschäftlichen und amtlichen Verkehr einige physikalische Einheiten nicht mehr zugelassen, die unter anderem auch in der Medizintechnik Verwendung fanden. Dafür wurde das sog. Internationale Einheitensystem (SI) eingeführt, auf das alle anderen physikalischen Einheiten zurückgeführt werden können.

Tab. 1 zeigt die im internationalen Einheitensystem benannten Basisgrößen:

Basisgrößen nach DIN 1301 (Tab. 1)

Basisgröße	Basiseinheit	Zeichen
Länge	Meter	m
Masse	Kilogramm	kg
Zeit	Sekunde	s
elektrische Stromstärke	Ampere	A
Temperatur (thermodynamisch)	Kelvin	K
Lichtstärke	Candela	cd
Stoffmenge	Mol	mol

Jede Grundeinheit und jede abgeleitete Größe kann als dezimales Vielfaches, sowie als Teil angegeben werden.

Zur Bezeichnung von dezimalen Vielfachen und Teilen der Einheiten werden Vorsätze verwendet, die bei den Kurzzeichen entsprechend abgekürzt sind (Tab. 2).

Tab. 3 gibt einen systematischen Überblick zur Umrechnung verschiedener Energieeinheiten der Dosimetrie.

Vorsätze und Vorzeichen (Tab. 2)

dezimales Vielfaches:

Vorsatz	Vorzeichen	Potenz
Tera	T	10^{12}
Giga	G	10^{9}
Mega	M	10^{6}
Kilo	k	10^{3}
Hekto	h	10^{2}
Deka	da	10^{1}

dezimales Teil:

Vorsatz	Vorzeichen	Potenz
Dezi	d	10^{-1}
Zenti	c	10^{-2}
Milli	m	10^{-3}
Mikro	μ	10^{-6}
Nano	n	10^{-9}
Piko	p	10^{-12}
Femto	f	10^{-15}
Atto	a	10^{-18}

Tab. 4 (folgende Seite) stellt die aus den Basiseinheiten abgeleiteten Größen in tabellarischer Übersicht dar, wobei die SI-Einheiten durch weitere gebräuchliche Angaben der Röntgentechnik ergänzt wurden.

Energieeinheiten (Tab. 3)

Umrechnungstabelle für verschiedene Energieeinheiten

	kWh	eV	kpm*	cal*	erg*	m_ec^2* **	Joule
1 kWh	1	2,25+25	3,67+5	8,60+13	3,60+13	4,40+19	3,60+6
1 eV	4,45−26	1	1,63−20	3,83−20	1,60−12	1,96−6	1,60−19
1 kpm*	2,73−6	6,12+19	1	2,34	9,81+7	1,20+14	9,81
1 cal*	1,16−6	2,61+19	4,27−1	1	4,19+7	5,11+13	4,19
1 erg*	2,78−14	6,24+11	1,02−8	2,39−8	1	1,22+6	1,00−7
1 m_ec^2* **	2,27−20	5,11+5	8,35−15	1,96−14	4,18−7	1	8,18−14
1 Joule	2,78−7	0,62+19	0,10	2,39−1	1,00+7	1,22+13	1

2,73−6 bedeutet $2{,}73 \times 10^{-6}$

* keine gesetzliche Einheit

** m_ec^2 = Energieäquivalent der Elektronenruhemasse m_e

Wichtige SI-Einheiten in der Röntgentechnik

Größe	Formelzeichen	Einheit: Name	Einheit: Zeichen	Beziehung
Kraft	F	Newton	N	$N = kg\ m/s^2$
Impuls	$F \cdot t$, p	Newtonsekunde	Ns	$Ns = kg\ m/s$
Druck	p	Newton durch Quadratmeter; Pascal	N/m^2; Pa	$Pa = N/m^2$ $bar = 10^5\ Pa$
mechanische Spannung	σ	Newton durch Quadratmeter; Pascal	N/m^2; Pa	$Pa = N/m^2$
Energie, Arbeit, Wärmemenge	E, W	Joule	J	$J = Nm = Ws$ $kWh = 3{,}6\ MJ$ $Ws = kg\ m^2/s^2$ $eV = 1{,}60219 \cdot 10^{-19}\ J$
Auf das Material übertragene Energie	W_D	Joule	J	$1\ HV = 0{,}75\ J$
elektr. Spannung	U	Volt	V	$V = \frac{W}{A} = \frac{J}{A \cdot s} = \frac{N \cdot m}{A \cdot s} = \frac{kg \cdot m^2}{A \cdot s^3}$
elektr. Stromstärke	I	Ampere	A	$A = \frac{J}{V \cdot s} = \frac{N \cdot m}{V \cdot s} = \frac{kg \cdot m^2}{V \cdot s^3}$
elektr. Widerstand	R	Ohm	Ω	$\Omega = \frac{V}{A}$
spezif. Widerstand	ρ	Ohmmeter	Ωm	$\Omega m = 10^2 \Omega \cdot cm = 10^6 \cdot \frac{\Omega mm^2}{m}$
elektr. Stromdichte	s	Ampere pro m^2	A/m^2	$\frac{A}{m^2} = 10^{-4} \cdot \frac{A}{cm^2} = \frac{N}{m \cdot V \cdot s} = \frac{kg}{V \cdot s^3}$
elektr. Leistung	P	Watt	W	$W = A \cdot V = \frac{J}{s} = \frac{Nm}{s}$
Elektrizitätsmenge (Ladung)	Q	Coulomb	C	$C = A \cdot s$
elektr. Kapazität	C	Farad	F	$F = \frac{C}{V} = \frac{A \cdot s}{V} = \frac{s}{\Omega} = \frac{Nm}{V^2} = \frac{kg \cdot m^2}{V^2 \cdot s^2}$
elektr. Selbstinduktivität	L	Henry	H	$H = \frac{V \cdot s}{A} = \frac{J}{A^2} = \frac{Nm}{A^2} = \frac{kg \cdot m^2}{A^2 \cdot s^2}$
Frequenz	f	Hertz	Hz	$Hz = \frac{1}{s}$
Energiedosis	D	Gray	Gy	$J \cdot kg^{-1}$ $1\ Gy = 1\ J \cdot kg^{-1} = 100\ rd$
Energiedosisleistung	$\dot{D}$	$\frac{\text{Gray}}{\text{Sekunde}}$	$Gy\ s^{-1}$	$W \cdot kg^{-1} = m^2 \cdot s^{-3}$ $1\ Gy/sec = 1\ W \cdot kg^{-1} = 100\ rd/sec^{-1}$
Ionendosis	J	$\frac{\text{Coulomb}}{\text{Kilogramm}}$	$C\ kg^{-1}$	$C \cdot kg^{-1} = A \cdot sec \cdot kg^{-1}$ $1\ R = 0{,}258\ mC \cdot kg^{-1}$
Ionendosisleistung	j	$\frac{\text{Ampere}}{\text{Kilogramm}}$	$A\ kg^{-1}$	$1\ A \cdot kg^{-1} = 3{,}876\ kR/sec$ $1\ R/sec = 0{,}258\ mA \cdot kg^{-1}$
Flächendosisprodukt	F	$\frac{\text{Coulomb} \cdot \text{Quadratmeter}}{\text{Kilogramm}}$	$C\ kg^{-1}\ m^2$	
Äquivalentdosis	H	$\frac{\text{Joule}}{\text{Kilogramm}}$	$J\ kg^{-1}$	$1\ rem = 10\ mSv = 0{,}01\ J/kg$ $1\ Sv = 100\ rem$

Rechtsvorschriften und technische Regeln

Atomgesetz, Verordnungen und Richtlinien zum Strahlenschutz

Gesetz über die friedliche Verwendung der Kernenergie und den Schutz gegen ihre Gefahren (Atomgesetz–AtG) vom 23.12.1959
BGBl. I, 1959, S. 814,
GVBl.-Berlin 17, Nr. 68, 06.10.1961, S. 1493.

Viertes Gesetz zur Änderung des Atomgesetzes vom 30.08.1976
BGBl. I , 1976, S. 2573,
GVBl.-Berlin 32, Nr. 84, 29.09.1976, S. 2186.

Verordnungen über den Schutz vor Schäden durch ionisierende Strahlen (Strahlenschutzverordnung – StrlSchV) vom 13.10.1976
BGBL. I, 20.10.1976, S. 2905, 26.01.1977, S. 184, 09.02.1977, S. 269,
GVBl.-Berlin 33, Nr. 17, 02.03.1977, S. 486.

Erste Verordnung zur Änderung der Strahlenschutzverordnung vom 22.05.1981
BGBl. I, 27.05.1981, S. 445,
GVBl.-Berlin, Nr. 51, 19.09.1981, S. 1122.

Verordnung über die Beförderung gefährlicher Güter auf der Straße (Gefahrengutverordnung Straße – GGVS), § 19 BGBl. I, 31.08.1979, S. 1509,
GVBl-Berlin, Nr. 10, 16.02.1980, S. 410-419.

Verordnung über den Schutz vor Schäden durch Röntgenstrahlung (Röntgenverordnung–RöV) vom 01.03.1973
BGBl. I, 09.03.1973, S. 173,
GVBl.-Berlin 29, Nr. 89, 31.10.1973 , S. 1798.

Bek. des BMJFG und des BMA vom 02.01.1974, Bundesgesundheitsblatt Nr. 10-11/1974 zur Durchführung der RöV
(Mustervordrucke; Erwerb der Fachkunde; Richtlinien für Strahlenschutzprüfungen; Zuständigkeitsregelungen).

Bek. des BMJFG und des BMA vom 15.03.1974, Bundesgesundheitsblatt Nr. 8-9/1974 zur Durchführung der RöV
(Messung der Personendosis; Bewertung der Personendosis; Aufzeichnungen nach § 29 RöV, Anschlußmessungen nach § 13 Abs. 2; Strahlenschutz in Wartungsbetrieben für Fernsehbildwiedergabegeräte; anerkannte Veranstaltungen über den Strahlenschutz vor 1973).

(In Berlin:) Gemeinsame Ausführungsvorschriften zur Röntgenverordnung AV-RöV
Dbl. IV-26, Nr. 26, 22.04.1976, S. 57-104,
Amtsbl. für Berlin, Nr. 18, 14.03.1980, S. 486.

Grundsätze für die ärztliche Überwachung von beruflich strahlenexponierten Personen, Hg. BMI, Bd. 9, 1978.

Strahlenschutz, Schutz des Patienten in der Röntgendiagnostik, Hg. Bundesgesundheitsamt Berlin, ICRP Heft 16, Stuttgart, 1974.

Schutz gegen ionisierende Strahlung aus äußeren Quellen, Daten zum Schutz gegen ionisierende Strahlung aus äußeren Quellen, Hg. Bundesgesundheitsamt Berlin, ICRP Heft 15/21, Stuttgart, 1976.

Einheiten im Meßwesen

Gesetz über Einheiten im Meßwesen vom 02.07.1969
BGBl. I, 05.07.1969, S. 709,
GVBl.-Berlin 25, Nr. 58, 23.07.1969, S. 951.

Ausführungsverordnung zum Gesetz über Einheiten im Meßwesen vom 26.6.1970
BGBl. I, 30.06.1970, S. 981,
GVBl.-Berlin 26, Nr. 67, 29.07.1970, S. 1290.

Gesetz zur Änderung des Gesetzes über Einheiten im Meßwesen vom 06.07.1973
BGBl. I, 11.07.1973, S. 720,
GVBl.-Berlin 29, Nr. 59, 31.7.1973, S. 1061.

Zweite Verordnung zur Änderung der Ausführungsverordnung zum Gesetz über Einheiten im Meßwesen vom 12.12.1977
BGBl. I, 15.12.1977, S. 2537,
GVBl.-Berlin 34, Nr. 26, 05.04.1978, S. 927.

Dritte Verordnung zur Änderung der Ausführungsverordnung zum Gesetz über Einheiten im Meßwesen vom 08.05.1981
BGBl. I, 20.05.1981, S. 422,
GVBl.-Berlin 38, Nr. 1, 14.1.1982, S. 6.

Eichgesetz/Eichgültigkeitsverordnung

Gesetz über das Meß- und Eichwesen Eichgesetz vom 11.07.1969
BGBl. I, 15.07.1969, S. 759,
GVBl.-Berlin, Nr. 63, S. 1073.

Verordnung über Ausnahmen von der Eichpflicht (Eichpflicht-Ausnahmeverordnung) vom 26.06.1970
BGBl. I, 30.06.1970 S. 960,
Neufass. 1976.

Gesetz zur Änderung des Eichgesetzes vom 06.07.1973
BGBl. I, 11.07.1973, S. 716,
GVGl.-Berlin, Nr. 59, 31.07.1973, S. 1057.

Zweites Gesetz zur Änderung des Eichgesetzes vom 20.01.1976
BGBl. I, S. 141,
GVBl.-Berlin, S. 242.

Zweite Verordnung über die Eichpflicht von Meßgeräten vom 06.08.1975
BGBl. I, 14.08.1975, S. 2161,
GVBl.-Berlin, Nr. 74, 30.08.1975, S. 2203.

Bekanntmachung der Neufassung der Verordnung über die Gültigkeitsdauer der Eichung (Eichgültigkeitsverordnung) vom 05.08.1976
BGBl. I, 12.08.1976, S. 2082,
GVBl.-Berlin 32, Nr. 75, 09.09.1976, S. 1821.

Verordnung zur Änderung der zweiten und dritten Verordnung über die Eichpflicht von Meßgeräten vom 21.12.1979
BGBl. I, 28.12.1979, S. 2347,
GVBl.-Berlin 36, Nr. 6, 26.01.1980, S. 269.

Vierte Verordnung zur Änderung der Eichgültigkeitsverordnung vom 16.06.1983
BGBl. I, 25.06.1983,
GVBl.-Berlin 39, Nr. 36, S. 1073.

Technische Sicherheit

Gesetz über technische Arbeitsmittel (Maschinenschutzgesetz) vom 24.06.1968
BGBl. I, S. 717,
GVBl.-Berlin, S. 922.

Erste Verordnung zum Gesetz über technische Arbeitsmittel vom 11.06.1979
BGBl. I, S. 629,
GVBl.-Berlin Nr. 37, 30.06.1979, S. 887.

Gesetz zur Änderung des Gesetzes über Arbeitsmittel und der Gewerbeordnung (Gerätesicherheitsgesetz) vom 13.08.1979
BGBl. I, S. 1432,
GVBl.-Berlin, Nr. 57, 29.08.1979, S. 1544.

Verordnung über Prüfstellen nach dem Gerätesicherheitsgesetz (Gerätesicherheits-Prüfstellen-Verordnung – GSPrüfV) vom 02.01.1980
BGBl. I, S. 1,
GVBl.-Berlin Nr. 9 09.02.1980, S. 387.

Erste Verordnung zur Änderung der Verordnung über Prüfstellen nach dem Gerätesicherheitsgesetz vom 30.10.1981.
BGBl. I, S. 1170,
GVBl.-Berlin, Nr. 62, 02.12.1981, S. 1442.

Bekanntmachung der Neufassung der Verordnung über Prüfstellen nach dem Gerätesicherheitsgesetz vom 30.10.1981
BGBl. I, S. 1172,
GVBl.-Berlin, Nr. 63, 08.12.1981, S. 1461.

VDE- und DIN-Vorschriften

VDE-/DIN-Nr.	Ausg. von	Titel
DIN 57 106 VDE 0 106	05.82	Schutz gegen elektrischen Schlag T1: Klassifizierung von elektrischen und elektronischen Betriebsmitteln
DIN 57 107 VDE 0 107	11.82	Einrichten und Prüfen von elektrischen Anlagen in medizinisch genutzten Räumen, Änderung 1
	05.82	– Änderung 2
DIN 57 750 VDE 0 750	06.77	VDE-Bestimmung der elektromedizinischen Geräte T1: Allgemeine Festlegung
	04.81	–T1: Allgemeine Festlegung Änderung 3 (Entwurf)
	04.80	–T2: Besondere Festlegung (Entwurf)
VDE 0 750	08.70	Bestimmungen der elektromedizinischen Geräte T2: Besondere Festlegungen
	07.73	–T2a Änderung zu VDE 750 T2
	04.74	–T2b Änderung zu VDE 750 T2
	.76	–T2d Änderung zu VDE 750 T2
DIN IEC 601 VDE 0 750	05.82	Sicherheit elektromedizinischer Geräte
	05.82	–T1: Allgem. Festlegungen
DIN IEC 62 B (CO) 5 D VDE 0 750 Teil 21	06.83	Bestimmungen für elektromedizinische Geräte Röntgen-Generatoren von diagnostischen Röntgenstrahlungserzeugern Besondere Festlegungen für die Sicherheit
VDE 0 752	05.83	Grundsätzliche Aspekte der Sicherheitsphilosophie über elektrische Einrichtungen in medizinischer Anwendung (IEC 513)
DIN 4512		Photographische Sensitometrie

DIN-Nr.	Ausg. von	Titel
	04.71	–T1: Bestimmung der Lichtempfindlichkeit von Schwarzweiß-Negativmaterial für bildmäßige Aufnahmen
	06.72	–T2: Bestimmung des Blau-, Grün- und Rotanteils der Lichtempfindlichkeit von Schwarzweiß-Negativmaterial für bildmäßige Aufnahmen
	01.73	–T3: Bestimmung der optischen Dichte von durchlässigen streuenden Schichten
	09.68	–T4: Bestimmung der Lichtempfindlichkeit von Farb-Umkehrfilmen für Tageslicht
	08.72	–T6: Sensitometrische Lichtarten und Lichtquellen
5031	11.82	Strahlungsphysik im optischen Bereich und Lichttechnik; Inhaltsverzeichnis über Größen, Formelzeichen und Einheiten sowie Stichwortverzeichnis zu DIN 5031 T 1-10
	03.82	–T1: Größen, Formelzeichen und Einheiten der Strahlungsphysik
	03.82	–T2: Strahlungsbewertung durch Empfänger
	03.82	–T3: Größen, Formelzeichen und Einheiten der Lichttechnik
	03.82	–T4: Wirkungsgrade
	03.82	–T5: Temperaturbegriffe
	03.82	–T6: Pupillen-Lichtstärke als Maß für die Netzhautbeleuchtung
	01.84	–T7: Benennungen der Wellenlängenbereiche

DIN-Nr.	Ausg. von	Titel
	03.82	–T8: Strahlungsphysikalische Begriffe und Konstanten
	03.82	–T9: Lumineszenz-Begriffe
5032		Lichtmessung; Photometer
	02.83	–T6: Eigenschaften und deren Kennzeichnung (Entwurf)
	03.83	–T7: Klasseneinteilung von Beleuchtungsstärke- und Leuchtdichtemeßgeräten (Entwurf)
6800		Dosismeßverfahren in der radiologischen Technik
	06.80	–T1: Allgemeines zur Dosimetrie von Photonen- und Elektronenstrahlung nach der Sondenmethode
	06.80	–T2: Ionisationsdosimetrie
	06.80	–T3: Eisensulfatdosimetrie
	06.80	–T4: Filmdosimetrie
	06.80	–T5: Thermolumineszenz-Dosimetrie
	06.80	–T6: Photolumineszenz-Dosimetrie
6811	01.72	Medizinische Röntgeneinrichtung bis 300 kV; Strahlenschutzregeln für die Herstellung
6812	01.76 09.83	Medizinische Röntgenanlagen bis 300 kV; Strahlenschutzregeln für die Einrichtung (Entwurf)
6813	07.80	Strahlenschutzzubehör bei medizinischer Anwendung von Röntgenstrahlen bis 300 kV; Regeln für die Herstellung und Benutzung
6814		Begriffe und Benennungen in der radiologischen Technik
	09.80	–T1: Anwendungsgebiete
	01.80	–T2: Strahlenphysik
	06.72	–T3: Dosisgrößen und Dosiseinheiten
	11.83	–T3: Dosisgrößen und Dosiseinheiten (Entwurf)
	03.80	–T4: Radioaktivität
	11.83	–T5: Strahlenschutz (Entwurf)
	10.63	–T6: Technische Mittel zur Erzeugung von Röntgen- und Elektronenstrahlung
	04.64	–T7: Technische Mittel zur medizinischen Anwendung von Röntgen- und Elektronenstrahlung
	04.83	–T8: Strahlentherapie (Entwurf)
	10.72	–T9: Radioskopie und Radiographie
	09.82	–T9.1: Radioskopie und Radiographie, Röntgentomographie (Entwurf)
	10.77	–T12: Elektronische Datenverarbeitung in der Dosimetrie
	08.78	–T13: Kollimatoren und Abschirmungen für nuklearmedizinische Meßgeräte
	08.81	–T14: Abbildende Systeme
6815		Strahlenschutzprüfungen in medizinischen Röntgenbetrieben
	. . .	–T1: Regeln für die Prüfung des Strahlenschutzes bei Herstellung und Änderung der Einrichtung
	09.78	–T2: Regeln für die Prüfung des Strahlenschutzes nach Errichtung medizinischer Röntgenanlagen bis 300 kV

DIN-Nr.	Ausg. von	Titel
6816	11.82	Strahlenschutzüberwachung nach dem Filmschwärzungsverfahren (Entwurf)
	05.84	Filmdosimetrie nach dem filteranalytischen Verfahren zur Strahlenschutzüberwachung
6818		Strahlenschutzdosimeter
	12.76	–T1: Allgemeine Regeln
	03.79	–T2: Direkt ablesbare Ionisationskammer-Stabdosimeter für Gamma- und Röntgenstrahlung
	03.79	–T3: Nicht direkt ablesbare Ionisationskammer-Stabdosimeter für Gamma- und Röntgenstrahlen
	11.79	–T4: Tragbare Ionisationskammer-Dosimeter für Gamma- und Röntgenstrahlung
	03.79	–T5: Zählrohr-Dosisleistungsmesser für Gamma- und Röntgenstrahlen
6819	01.84	Meßgeräte zur Bestimmung des Flächendosisproduktes in der Röntgendiagnostik; Regeln für die Herstellung
6822	10.73	Röntgen-Diagnostik-Transformator Generatoren, Kennzeichnung der Kurzzeit-Nennleistung
6823		Röntgenstrahler für Medizinische Zwecke;
	07.83	–T1: Ermittlung der Brennfleckabmessungen von Diagnostikstrahlern mit der Lochkamera
	07.83	–T2: Ermittlung der Brennfleckabmessungen von Diagnostikstrahlern mit der Spaltkamera
	07.83	–T3: Ermittlung der Modulationsübertragungsfunktion der Intensitätsverteilung im optischen Brennfleck
6824		Röntgendiagnostik-Speichergeneratoren
	09.78	–T1: Fahrbare Kondensatorgeneratoren
6826	09.80	Röntgen-Streustrahlenraster; Kenngrößen
6828		Mechanische Sicherheit von Anlagen zur med. Anwendung ionisierender Strahlung
	04.73	–T1: Regeln für die Herstellung von Einrichtungen
	04.73	–T2: Regeln für die Errichtung von Anlagen
6830		Röntgenfilme zur Verwendung mit Fluoreszenz-Verstärkungsfolien in der medizinischen Diagnostik
	12.75	–T1: Sensitometrische Darstellung der Fluoreszenzstrahlung von Calcium-Wolframat-Verstärkungsfolien
	09.78	–T2: Bestimmung der Empfindlichkeit des mittleren Gradienten und des Schleiers
6831		Filme und Verstärkungsfolien für medizinische Röntgenaufnahmen
	12.81	–T1: Maße und Anforderungen an Blattfilme (Entwurf)

DIN-Nr.	Ausg. von	Titel
	12.81	–T2: Maße und Anforderungen an Verstärkungsfolien (Entwurf)
6832		Kassetten für medizinische Röntgenaufnahmen
	03.79	–T1: Maße und Anforderungen
	07.80	–T2: Prüfung der Lichtdichtheit und Anpressung
6834		Strahlenschutztüren für medizinisch genutzte Räume
	09.73	–T1: Anforderungen
	09.73	–T2: Drehflügeltüren, einflügelig mit Richtzarge-Maße
	09.73	–T3: Drehflügeltüren, zweiflügelig mit Richtzarge-Maße
	09.73	–T4: Schiebetüren, einflügelig – Maße
	09.73	–T5: Schiebetüren, zweiflügelig – Maße
6836	04.63	Röntgenstrahler Halterungen für medizinische Röntgenstrahlen-Anwendungsgeräte, Anschlußmaße
6839	09.77	Radiologische Technik Bildzeichen; Übersicht
6841	05.79	Röntgen-Strahlenschutz Bleiglasscheiben
6860		Filmverarbeitung in der Radiologie
	07.76	–T1: Doppelseitig begossene Filme für medizinische Röntgendiagnostik
	04.84	–T1: (Entwurf)
6863		Röntgenröhren und Röntgenröhren-Schutzgehäuse für medizinische Diagnostik
	08.81	–T1: Elektrische, thermische und Belastungs-Kennwerte von Drehanoden-Röntgenröhren und von Röntgenstrahlern mit Drehanoden-Röntgenröhren
	08.81	–T2: Eigenfilterwert eines Röntgenstrahlers
	08.81	–T3: Kennzeichnung und Begleitpapiere
6867		Bildregistrierendes System bestehend aus Röntgenfilm, Verstärkungsfolien und Kassetten zur Verwendung in der medizinischen Röntgendiagnostik
	06.81	–T1: Bestimmung der Empfindlichkeit
	12.81	–T1: Bestimmung des mittleren Gradienten (Änderung 1, Entwurf)
6868		Sicherung der Bildqualität in röntgendiagnostischen Betrieben
	11.82	–T1: Allgemeines (Entwurf)
	11.82	–T2: Filmverarbeitung, Konstanzprüfung der visuellen optischen Dichte (Entwurf)
	02.84	–T3: Konstanzprüfung bei Direktradiographie (Entwurf)
6872		Strahlenqualitäten für Messungen in der radiologischen Technik
	11.82	–T1: Patientendurchlaß-Strahlung ohne Streustrahlenanteil in der Röntgendiagnostik

Weiterführende Literatur

1 Angerstein, W., Gursky, S., u. a. (Hg.), Grundlagen der Strahlenphysik und radiologischen Technik in der Medizin, Leipzig, 1982[3].

2 Angerstein, W. (Hg.), Lexikon der radiologischen Technik in der Medizin, Stuttgart, 1979[3].

3 Braun, H., Kossel, F., u. a. (Hg.), Information über die Röntgenverordnung, Strahlenschutz in Forschung und Praxis, Bd. XIV, Stuttgart, 1974.

4 Bundesgesundheitsamt (Hg.), Empfehlungen zu Röntgenuntersuchungen, in: Münchener Ärztliche Anzeigen, 1979, S. 13 ff.

5 Bundesgesundheitsamt Berlin (Hg.), Strahlenschutz, Schutz des Patienten in der Röntgendiagnostik in: Veröffentlichungen der Internationalen Strahlenschutzkommission, ICRP, Heft 16, Stuttgart, 1974.

6 ECRI (Hg.), Mobile x-ray Units, in: Health Devices, 8./9. 1977, S. 243.

7 Ewen, K., die Streustrahlenexposition in der Umgebung der Chirurgischen Röntgeneinrichtung Arcoskop 110-OP, in: Elektromedica 3, Erlangen, 1978, S. 81 ff.

8 Ewen, K., Schmitt, G., Technische Strahlenschutzmaßnahmen am Chirurgischen Bildverstärker, in: Röntgenpraxis 9, 1974, S. 216 ff.

9 Felix, R., Ramm, B., Das Röntgenbild, Stuttgart, 1982[2].

10 Frost, D., Krause, R. A., Dosisbelastung und Abbildungseigenschaften neuer Mammographiesysteme, in: Strahlentherapie 156, 1980, S. 770 ff.

11 Gajewski, H., Frommhold W., u. a. (Hg.), Medizinische Röntgentechnik für Unterricht und Praxis, Bd. I, Physikalische und technische Grundlagen, Stuttgart, 1979[4].

12 Hoxter, E. A., Röntgenaufnahmetechnik, Grundlagen, Anwendungen, Berlin/München, 1982[13].

13 Krestel, E., Bildgebende Systeme für die medizinische Diagnostik, Berlin/München, 1980.

14 Laubenberger, T., Leitfaden der medizinischen Röntgentechnik, Köln, 1980.

15 Lutz, K., Murmann, J. u. a., Ein neuer fahrbarer Röntgengenerator für den Einsatz in der Intensivstation; erste klinische Erfahrungen mit dem Mobilett, in: Electromedica 4, Erlangen, 1982, S. 116 ff.

16 Motzkus, B., Haberland, W. W., Wolf, M. (Hg.), Medizintechnik im Krankenhaus, Bd. 1, Allgemeiner Überblick, Köln/Berlin, 1981[2].

17 dies., Medizintechnik im Krankenhaus, Bd. 4, Krankenhauseigene Instandhaltung von Strahlentherapiebeschleunigern, Köln/Berlin, 1982[2].

18 Motzkus, B., Wolf, M. (Hg.), Medizintechnik im Krankenhaus, Bd. 8, Fahrbare und fest installierte (chirurgische) Röntgen-Durchleuchtungsgeräte, Köln/Berlin, 1983.

19 Poppe, H., Technik der Röntgendiagnostik, Stuttgart, 1961.

20 Spiegler, G., Physikalische Grundlagen der Röntgendiagnostik, Stuttgart, 1957.

21 Thelen, M., Franken, Th., u. a., Apparative Voraussetzung einer standardisierten Röntgendiagnostik in der Intensivstation, in: Praktische Anästhesie 14, Stuttgart, 1979, S. 97 ff.

22 Vieten, H., Diethelm, L., u. a. (Hg.), Handbuch der medizinischen Radiologie, Bd. I/1, Physikalische Grundlagen und Technik, Berlin/New York, 1968.

23 dies., Handbuch der medizinischen Radiologie, Bd. I/2, Physikalische Grundlagen und Technik, Berlin/New York, 1965.

24 Wachsmann, F., Drechsler, G., Kurven und Tabellen für die Radiologie, Berlin/New York, 1976².

tkb Informationsdienst

Über die in diesem Band erarbeiteten Entscheidungshilfen hinaus bietet das Technische Krankenhausservice- und Beratungsinstitut tkb, Facheinheit der GSD Gesellschaft für Systemforschung und Dienstleistungen im Gesundheitswesen mbH, eine Beratung zur Anschaffung medizintechnischer Geräte und Formulierungshilfen zur Einholung von Firmenangeboten an.

Das vorliegende Formblatt gibt die Möglichkeit, aktualisierte Marktinformationen zum Geräteangebot der Medizintechnik einzuholen und Informationswünsche mitzuteilen, die vom tkb je nach Art und Umfang bearbeitet werden.

Bitte senden Sie hierzu unter genauer Angabe Ihrer Adresse das ausgefüllte Formblatt an unten vorgedruckte Adresse (Tel.: 030/4505-2297).

Informationen über Geräteart: ______________________

____

Einsatzbereich: ______________________

____

Wunsch nach Veröffentlichungen über: ______________________

____

Fragen und Anregungen zu Band 2: ______________________

____

____

tkb
Technisches Krankenhausservice- und Beratungsinstitut
Facheinheit der GSD mbH
Augustenburger Platz 1
D-1000 Berlin 65

Name: ______________________

Krankenhaus: ______________________

Abt./Station: ______________________

Adresse: ______________________

____

Telefon: ______________________

Bei Fragen zur Produktsicherheit wenden Sie sich bitte an:
If you have any questions regarding product safety,
please contact:

Walter de Gruyter GmbH
Genthiner Straße 13
10785 Berlin
productsafety@degruyterbrill.com